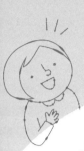
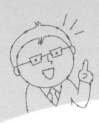
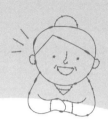
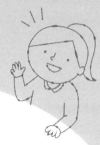

対人援助職のための精神医学講座

西園マーハ文 著
Nishizono-Maher Aya

グループディスカッションで学ぶ

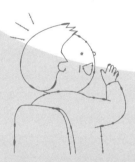
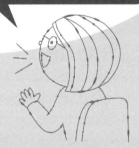

誠信書房

はじめに──なぜ対人援助職に精神医学が必要なのか

　かつて，精神疾患は，一般の方々にとって，あまり身近なものではなかっただろう。しかし，現在では，医療系以外の大学の学生に聞いても，うつ病，拒食症（神経性やせ症）などの精神疾患の名前をまったく知らないという学生はほとんどいない。学生の中には，中学校の頃の先生がうつ病で休職したとか，母親が働く会社にうつ病で休みがちな人がいてその人の話をよく聞いているなど，精神疾患を身近に体験している人も多いようだ。

　なぜ身近なものになっているのだろうか。昔よりストレスが多くて精神症状をもつ人が増えているのだろうか。メディアではそのように言っていることが多いようである。精神疾患をもつ人が過去より増えているかどうかという質問については，疾患によって，また調査方法によっても異なるため，一概には言えないというのが科学的な答えである。しかし，以前に比べて，精神疾患があったからといって社会参加を完全にやめる人は少ないため，多くの人に身近になっているとは言える。薬物療法が発達する前は，統合失調症（以前の病名は精神分裂病）などで幻聴や妄想などがあると，家庭生活や仕事をするのは難しく，発症後ほとんどの人生を精神科病院に入院して過ごす方も多かった。薬物療法が開発され，入院中に幻覚や妄想が落ち着いても，精神疾患に対する偏見などから家庭に戻れない人も多かったのは非常に残念なことである。精神疾患は，以前は，ほとんどの人にとって，どこか遠くにあるよくわからない特殊な病気であり，偏見が修正される機会がなかったと言えるだろう。

　疾患によっては，昔でも，必ずしも一生入院するわけでないものもあった。しかし，例えばうつ病などの場合，仕事を休もうとすると，職場から「しっかり治してきて」と言われることが多かった。これは善意の声かけだっただろうが，言外には，復帰する際には，もととまったく同じように残業もこなせるレベルになっていることが期待されていた。それができなければ職場に居づらい雰囲気があり，実際，退職を選ぶ人も珍しくなかった。精神疾患の治療と社会

生活を両立させたり，社会に在って，精神疾患と共に生きていくためにどうすればよいか考えるというのは，比較的新しい課題だと言えるだろう。

　この課題には，治療法の進歩や，社会で精神疾患がどのようにとらえられているかなどが影響する。今では，がん治療などの領域でも，外来で行える治療が増え，仕事を辞めずに治療を続ける人が増えている。世の中全体の働き方が多様になってきたことも手伝って，精神疾患においても，以前よりは，仕事と治療を両立させやすくなっているとは言える。このような大きな流れの中で，精神疾患は，精神科の医療機関で働く職種だけでなく，さまざまな対人援助職が接するものとなっている。仕事場面の産業医，産業カウンセラー，人事担当者はもとより，教育関係者，そして，精神疾患をもつ方が子どもを預ける保育園や幼稚園の保育者などにも，精神医学の基礎知識が必要になっていると言えるだろう。

　これらの対人援助職は，精神疾患を「治す」立場ではないが，精神疾患を早期に発見する第一線にある職種である。身体の疾患と同じく，精神疾患についても早期発見，早期の治療開始が経過によい影響を与えることは知られており，正しい知識をもった援助者が早めに声をかけ，治療の初動部分がスムーズに開始できることは非常に重要である。声をかける立場の人が，「精神科は怖いところだ」と思っていたら，治療の開始が遅くなってしまうだろう。

　初動の部分だけでなく，すでに治療中の方とどのように対応するかも重要な課題である。子どもを対象とする職種においては，近年，発達障害については学ぶ機会が多いが，発達障害以外のメンタルヘルスの問題については，資格を得る段階でも就職後も，あまり学ぶ機会がないようである。教員などの休職の理由としてうつ病を中心とする精神疾患が非常に多い現在，教員の方は成人の精神疾患についても理解が必要だと言える。

　また，公認心理師という国家資格もでき，さまざまな場で心理職が活躍することも期待されている。心理職にも，これまで以上に，早期に精神疾患に気付き，精神科医療と連携することが求められていると言えるだろう。

　精神医学の教科書はすでに数多く出版されているが，精神病理学の用語は難しく，医師であっても精神科医以外にはなじみにくい傾向があるようだ。やさしく解説した本もあるが，言葉のレベルでやさしく書かれていても，当事者の

方がその症状をどのように体験しているかについては想像しにくいという声も聞く。また，ある職種が入手しやすい書籍は，対象とする疾患が偏りがちという問題もある。例えば，上記の通り，教員や保育者向けに，発達障害に関する書籍や資料は数多く出版されているが，保護者のメンタルヘルスについての理解を促す本は多くない。発達障害の本を読むと，その人の特徴は個性ととらえて，受容的に接するのが望ましいと書かれている。保育士がこれを参考に，パーソナリティ障害をもつ保護者に受容的に接しているうちに，その保護者が保育者に過度に依存的になったり攻撃性を向けられて困惑するなどのエピソードはしばしば耳にする。また，一般向けに書かれた書籍の場合，それが専門家全体の意見を代表する意見なのか，その著者独自の見解なのか，読者には判断しにくいということもあるだろう。

　これらを踏まえて，この本には，従来の精神科の教科書とは異なる特徴をもたせることにした。1つは「その疾患の当事者がどのような体験をしているか」について，少しでも想像できるような事例やアクティビティを設けるというものである。精神科医以外の職種の場合，たまたまある疾患をもつ人に遭遇することはあっても，その精神疾患の当事者何十人に接する機会は少なく「この疾患の方はどのようなことを悩むのだろうか」「この疾患の患者さんは周囲の言葉をどう受け取るだろうか」「こんな声かけをしてもよいのだろうか」などは想像しにくいことも多いだろう。本書では，症状の説明だけでなく，例えば強迫性障害の章では，「『何かを触ると必ず100回手を洗わなければ不安になる』という症状があったとしたら，あなたの生活はどう変わるでしょうか」というような課題を設定した。

　他の章にも，事例やアクティビティを設定しているが，これらのうちいくつかは，実際に私が大学の授業で活用しているものである。教室では，実際に学生の意見を聞き，討論をしながら，その疾患をもつ人の立場を皆で理解するようにしている。「精神疾患をもつ人を差別するのはやめましょう」と言われるよりも，「こういうところが本人は苦しいのだな」「このあたりは自然に接してよいのだな」ということがわかった方が，共感的に接することができるだろう。「差別をしてはいけない」と言われると，「本人が傷つくようなことを言ってはいけない」と思い，結果的に，距離を置きすぎる結果になりかねない。

2つ目の特徴は，精神疾患に対して，多職種の立場から，立体的に理解できることを目指したことである。このため，さまざまな職種の方や学生が参加する精神医学勉強会（ワークショップ）を開催しているという想定で，ディスカッションの場面も設けた。この部分は，現実にはなかなか実現しにくい架空のワークショップである。例えば，子育て中の女性のうつ病の治療についての事例検討を開催するとして，現実に行われている，大学病院でベテラン精神科医と若手精神科医が集まって開催されている事例検討会では，その患者さんの精神病理の特殊性や薬物療法の選択などが討論の中心になる。もし仮に，事例検討会に助産師や地域保健師が参加できたとすれば，子どもの発育や育児状況にも話題が及ぶだろう。現実の院内の事例検討会で，医療者でない保育士が参加するような機会は非常に少ないが，もし保育士が参加したとしたら，子どもの特徴，そして母親と園の他の保護者の関係などもテーマになるだろう。これらが精神医学的評価に役立つこともあるはずである。

　さまざまな職種が集まれば，職種によって視点が違うのは当然であり，さまざまな視点があるのは，望ましいことである。海外では，入院患者さんの退院時カンファレンスに，入院前に開業クリニックで心理療法を担当し，また退院後も担当する心理職が参加したりすることもある。日本でも少しずつそのような動きがあり，神経性やせ症の入院患者さんのカンファレンスに，通学している中学校の養護教諭が参加するような試みもある。この本では，できるだけそのような多職種のディスカッションの場の雰囲気を出したいと考えた。

　同じ職種でも個人によって意見が異なることがあるのは当然である。今回の紙上討論では，その職種代表の意見というより個人的な意見を述べている部分も多いが，いろいろな意見を持ち寄ることの重要さはご覧いただけると思う。すべての章で全員が発言しているわけではないが，参加者としては，次のメンバーを想定した。

小川さん（小学校教諭，20代男性）：職歴6年。
中原さん（中学校教諭，30代女性）：職歴13年。
児島さん（保育士，40代女性）：職歴20年。
福山さん（精神保健福祉士，20代女性）：職歴2年。

仁田さん（医学生，20代男性）：職歴なし。

西湖さん（臨床心理士・公認心理師，20代男性）：職歴 2 年。

加護さん（病院看護師，30代女性）：職歴11年。

菊地さん（地域保健師，50代女性）：職歴32年。

米田さん（管理栄養士，40代男性）：職歴21年。

保田さん（養護教諭，40代女性）：職歴20年。

助川さん（助産師，30代女性）：職歴 9 年。

木部さん（部活スポーツ指導者，50代男性）：職歴30年。

　仕事上，精神疾患に接し得る対人援助職で，「職歴もジェンダーもさまざま」な方に参加いただいるイメージである。ディスカッションに参加した気分で，「確かに自分の職種ではそこが課題」「でも自分ならこう工夫する」と考えながら，また他の職種からの発言にも「そういう見方があるのか」と耳を傾けながら，精神疾患についてイメージをふくらませていっていただければ幸いである。

　講師は精神科医歴約30年の（女性）精神科医である。これまで，医師，心理職，看護職，保育職ほかさまざまな職種の方々に対する講義やケース検討会などを行ってきた。それぞれの精神疾患について，解説をしていくが，ディスカッション部分も充実させ，当事者の方々と対人援助職がどのように協力していけばよいかご一緒に考えていきたいと思う。

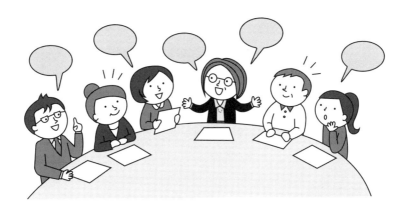

第 1 回

精神科の診断の仕組み

——「統合失調症でうつ病でパニック障害」はあり？——

授業のはじめに

　精神医学で扱う疾患はさまざまです。高齢者
の認知症や，児童期の発達障害など，発症した
り発見される年齢が比較的限定される疾患もあ
ります。一方，思春期以降の広い年齢にみられ
る疾患は多く，統合失調症，うつ病，躁うつ病
（双極性障害），PTSD（心的外傷後ストレス障
害），摂食障害，嗜癖や依存などがあります。
また，強迫性障害やパニック障害など，従来は
「神経症」と呼ばれていたものの中にもさまざ
まな種類があります。アメリカ精神医学会が出
版する DSM という診断基準集[1]には，精神疾患名が多数列挙されており，
最新版である第 5 版の原語版は，本文だけで800頁を超える分厚いものになっ
ています。

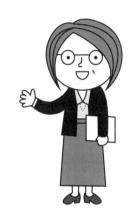

　では，このように多くの精神疾患が全部横並びになっていて，800頁の中か
ら一番合うものを探し当てて診断するのかというと，必ずしもそうではありま
せん。精神科医が診断をする場合，まず先に考えておく疾患，次に考える疾患
というような順番があります。図 1 にそのイメージを示しましたが，この図の
上の方にある疾患から順番に考えていきます。インターネットが発達したので，
症状を検索すると，「これが当てはまる！」という病名が見つかることもあり
ます。しかし，精神科医からみるとそれが正しい診断とは限りません。このあ
たりの判断には，身体の疾患と若干違う面がありますので，ディスカッション
を交えて一緒に勉強していきたいと思います。

ディスカッション

　講師（精神科医）：この勉強会には対人援助に関わるさまざまな職種の方にお集まりいただいています。それぞれの職場で，精神疾患らしいと思われる方に接したことがある方が多いと思います。また，個人的な生活の中で，精神疾患が身近な方もいらっしゃるかもしれません。仕事上の立場からでも，個人的な立場からでもよいので，いろいろな質問やご意見をいただければと思います。これからさまざまな精神疾患について勉強していきますが，まず，精神科の疾患の診断の考え方について，日頃気になっていることはありますか。

　菊地さん（地域保健師）：精神疾患の病名は，順番に考えていくというのは大事な点だと思いました。今お話が出た通り，最近は，インターネット上には精神疾患についてたくさんの情報がありますが，それをどう整理していいのかわからない方が多いのではないでしょうか。

　先日も，大学生の息子さんをもつお母様が，私が勤務する保健センターの精神保健相談にいらっしゃいました。息子さんがある時期から無気力で，「人前に出るのが不安」と言っている，と。「対人恐怖症だろうと思って，インターネットで調べたら，うつ病にも統合失調症にも症状があてはまり，どう考えていいかよくわからなくなって……」とのことでした。

　よくお話をうかがうと，人前に出る不安に被害妄想的な感じがあり，統合失調症ではないかと思ったので，精神科クリニックをご紹介しました。幸い息子さんも受診に同意され，受診の結果，やはり統合失調症という診断で，薬物療法が始まりました。今は人前の不安もずいぶん落ち着き，少し休んで次の学期から復学しようと考えていらっしゃるようです。

　講師：症状だけ検索すると混乱してしまう典型的な例ですね。では，精神科の「順番に考える」考え方についてお話ししましょう。

 解説1：診断の優先順位

　図1の一番高いところに「器質疾患」と書いてあるが，これは身体疾患のことである。「器質疾患」と書く時は，精神症状の直接の原因となる身体疾

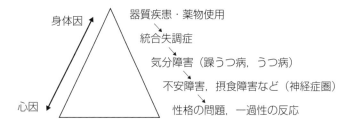

身体因

器質疾患・薬物使用

統合失調症

気分障害（躁うつ病，うつ病）

不安障害，摂食障害など（神経症圏）

心因

性格の問題，一過性の反応

★上の診断が下の診断の典型的な症状を含んでも可
　☆薬物依存で幻聴が出ることもある。
　☆統合失調症の患者さんにうつ症状があってもよい。
　☆気分障害という診断になっていれば，統合失調症は否定されている。

図1　診断と症状に関する考え方（ヒエラルキー）

患というニュアンスがある。乳がんがあってうつ病になるようなケースは多いが，このような場合，がんは，本人が悩むきっかけになるにしても，直接的に脳に作用してうつ症状を作り出すわけではない。このような場合は，通常精神疾患の原因としての「器質疾患」には含めない。これに対し，甲状腺機能低下症などでは，甲状腺ホルモンが低下することで，直接的に抑うつ症状を引き起こす。このようなものを器質疾患と呼ぶ。脳腫瘍のために，神経性やせ症に類似した体重低下や食への嫌悪が起きたりすることもある。

　治療としても，甲状腺機能低下症に起因するうつ状態については，甲状腺ホルモンを使用するのがまず最優先である。甲状腺ホルモンを投与せずに抗うつ剤を投与するのは正しい治療とは言えない。なかには，甲状腺ホルモンを投与しても完全にうつが改善せず，抗うつ剤の治療も必要とする場合もあるが，器質疾患に対する治療が可能ならばそちらをまず行うのが基本である。

　認知症は脳に病変がみられる疾患なので，図1では，器質疾患と同じ場所に位置付けられる。図1では，器質疾患と並べて，薬物使用[*1]も挙げた。違法薬物は，幻聴や精神の不調を起こしやすい。違法薬物の使用を続けながら幻聴やうつ状態への治療をしても効果は得られないので，薬物使用の中止が必要である。違法薬物については，中止しても幻聴などが残ることがあるのが治療上難しいところである。

　このように，この図には，精神症状の原因に関する概念も大まかに含まれ

ている。この3角形の上の方にあるものは，身体に原因があり，下の方は心因的，環境因的な背景が大きい。器質疾患の下にある統合失調症などは，脳のどこに問題があるかについて，すべて明らかになっているわけではないが，神経伝達物質の働き方などにおいて，健康な人とは違う面があると考えられている。これらの統合失調症やうつ病などは，「内因性」精神疾患と呼ばれる。「内因性」という意味は，神経性伝達物質などについて未だよく知られていなかった時代に，きっと身体の中に何か健康な人とは違った部分があるだろうと推定し，このように表現された。図1に戻ると，図の下の方に行くほど，心理的，環境的な原因が大きく，治療法としても心理的対応が必要になる。近年では，副作用の少ない薬物の開発も進んでいるので，心理的な原因が大きい場合も，状況によっては薬物が処方されることも多い。しかし，心理的原因が強いほど，「薬だけ」では改善しにくいと考えておいた方がよいだろう。上述の乳がんなど，身体疾患に罹患したことに対する反応としてのうつなどは，気分障害（うつ病）のレベルになることもあり，図1で言えば下の方の反応としてのうつ状態のこともある。ケースによって，抗うつ剤を使用することもあれば，心理的対応が中心になることもある。

　診断場面では，精神科医は，器質疾患でないかをまず考える。精神症状の経過を聞いて，器質疾患らしさはほぼないと判断される場合，身体のチェックは行わないこともあるが，器質疾患らしさが否定できない場合はCTスキャンやMRI*2を撮影したり，血液検査などを行う。これらの結果から器質疾患が否定され，違法薬物使用もない状態で，幻聴や妄想があれば，統合失調症を考える。図1に戻ると，統合失調症という診断がついた時点で，図1の統合失調症より上の方にある診断の可能性は否定されているということになる。器質疾患や統合失調症の特徴がなく，うつ症状が中心の場合は，うつ病と診断する。うつ病と診断されているということは，器質疾患や統合失調症の可能性は否定されているということになる。海外には，統合失調症の患者さんが違法薬物を使用して，どちらが幻聴を起こしているかわからないような診断が複雑なケースも多いが，日本ではまだそのようなケースはあまり多くはない。

　時には，先ほどの保健センターに相談に来た例のように，統合失調症の患

者さんに，無気力や，不安や強迫観念のような思考がみられる場合がある。この場合，通常は，統合失調症とうつ病と強迫性障害の合併とはせず，統合失調症の中の症状と考える。このように，図1の上の方にある疾患は，下の方にある疾患によくみられる症状を含む場合がある。精神科の診断名は，全部フラットに横並びでなく，上下の関係があると言える*3。

　治療としても，上記の統合失調症の患者さんのように，うつ症状や不安症状がある場合，抗精神病薬と抗うつ薬と抗不安薬の3種類の薬物を同時に投与するのではなく，統合失調症という診断として，統合失調症の治療のための薬物を投与することが多い。もちろん例外はあり，症状に応じて薬物を重ねる場合もあるが，症状だけを見て多剤を重ねて使うことは推奨されない。

　近年は薬物の開発が進み，統合失調症を治療する薬も，従来のようにドパミンだけに影響する薬だけではなく，セロトニンなど他の神経伝達物質にも作用するタイプが増えており（詳しくは統合失調症の章参照）さまざまな症状に単剤で対応できるようになったという事情もある。このあたりは，糖尿病と高血圧と高脂血症がある場合，それぞれに薬物療法を行う身体疾患とは若干考え方が異なっているので，注意が必要である。正しい治療選択には，症状を正しくとらえ，診断をしっかり行うことがきわめて重要だと言える。

講師：いかがでしょうか。精神科の診断の考え方がおわかりいただけたでしょうか。では，最近よく用いられる診断基準について説明したいと思います。

 ## 解説2：診断基準とは

　このような多彩な精神疾患について，最近は，診断基準というものができている。代表的なものがアメリカ精神医学会による Diagnostic and Statistical Manual（DSM）「精神疾患の分類と診断の手引き」で，今はその第5版であるDSM-5が使われている[1]。ここでは，それぞれの疾患の診断基準が決まっている。診断基準には，疾患ごとにいくつかの項目があり，これらのうち何個が当てはまればその疾患であると診断する，という約束になっている。患者さんとの面接で感じる，かすかな徴候を読み取るような「名人

芸」ではなく，チェック項目を見ながら診断するこの方法は，「操作的診断法」＊⁴とも言われる。

　ある抗うつ剤について，A医師が「うつ病によく効く薬だ」と言ってもB医師は「効かない薬だ」と主張する場合，A医師とB医師とで「うつ病」の診断が違っては薬の効果についての議論はできない。このような面で，同じ症状ならばどの精神科医でも同じ診断になるような操作的診断方法があるのは，研究面では重要だと言える。

　また，過去には，それぞれの国がそれぞれの診断基準をもっており，国の間の比較がしにくい面もあった。例えば，かつてフランスではアメリカよりADHD（注意欠如多動症）が少ない，その原因はフランスの食物の方がよいからだとするような風説もあった。診断基準を統一してみると，この2つの国の有病率はそれほど違わないという結論になっているが，異なる診断基準を使って異なる有病率が出てくると，誤った原因探しに行ってしまうこともある。

　このように，研究面では統一された診断基準があることは望ましいことで，精神科領域では，現在はアメリカのDSMが世界基準として用いられることが多い。一方で，DSMに対する批判もある。改訂のたびに診断名が増え，病気とも言えないものまで病気にしているとか，特定の診断名に結びつけて薬物を販売したい製薬会社との関係が深すぎるという説などである。DSMはチェックリスト的で，本当に患者さんの「診断」や評価ができているのかという批判ももちろんある。

　臨床場面では，「今度のDSMの症状リストの改訂で，あなたはうつ病の診断に当てはまらなくなったので治療できない」というようなことはなく，より緩やかな「うつ病圏」「神経症圏」というような判断で対応している。また，実際の患者さんは，ある疾患の症状が少しあるが診断基準を全部は満たさない「閾値下ケース」＊⁵あるいは「部分症状」「グレーゾーン」と言われるような事例が多い。このような事例が，別の疾患についても「グレーゾーン」の症状をもっていることも少なくない。例えば，診断基準を全部は満たさないようなうつ病症状と神経性過食症症状をもっているような場合である。臨床現場では，このようなケースについては，「うつ病圏」と「摂食

障害圏」の合併として対応する。治療効果のエビデンスやガイドラインは DSM の診断基準を満たす「教科書的な」事例をもとにしているので、現場では、ガイドラインを参考にしながらも、柔軟に対応することが多いと言える。

DSM 以外に、International Classification of Diseases（ICD）[5] という診断基準もある。各病院での患者数の記録など、統計用には ICD が使われる場合も多い。これは、精神疾患だけでなく、身体疾患も含めたすべての疾患の分類法であり、WHO などの疫学データはこの分類法で集計される。2018年に ICD-11（第11版）[※6] が公開された。

精神科医が診断するという場合、この章と第3章で述べるように、症状を広く把握し、優先順位を考えながら行っていくが、その一部に DSM や ICD の診断基準としては何に当てはまるかを記述することがあると考えるとよいだろう。特定の診断基準に当てはまるかどうかという判断は、研究や診断書上は必要なものだが、現場の臨床面では、より多面的な判断をしていると言える。

💬 ディスカッション

講師：精神科の診断は、順番で考えていくこと、上の方の診断が下の方の診断の症状を含む場合もあることをお話ししました。先ほどの保健センターの事例は、無気力や人への不安も統合失調症の症状と考えられるので、統合失調症と対人恐怖症の併存例とはしません。一方で、並列で並べてよい疾患もあります。

例えば、うつ病とアルコール使用障害など、どちらかが必ず優位とも言えないのです。このような場合、治療の道筋はさまざまで、いつも同じように両方を治療するわけではなく、時期によってどちらかに重点を置いて治療を行うこともあります。器質的問題や薬物などの問題があれば、まずそちらを治療することが多いと思います。アルコールの問題で身体を壊したり日中も酩酊しているようであれば、まずアルコール問題を何とかする必要があるでしょう。

一方で、うつ病がそもそもの問題で、気分を良くしようとして少しアルコール摂取が一時的に過剰になる傾向があるような場合は、うつ病に取り組むことが必

要になります。このあたりは精神科医とよく相談して治療を進めていっていただきたいと思います。

小川さん（小学校教諭）：ここにある DSM の本を見ますと，○○障害という呼称が多いようですが，障害というと重い感じを受けます。障害でなく，漢字を使わないで「障がい」と書こうとか，「障碍」という字を使おうという話も聞きます。

講師：病名の呼称についてはさまざまな議論があります。例えば，かつて精神医学では，○○神経症という呼び方が使われていました。不安神経症，強迫神経症などです。しかし，この神経症 neurosis という言葉は，英米では，精神分析理論と結びついて，「エディプスコンプレクス*7 の強い人」というようなニュアンスが強くなり，神経症という呼び名は望ましくないという意見が強くなりました。このため，英語では neurosis の範囲の疾患は，特定の理論との関連のない中立的な名前として，disorder と呼ぶことが決まりました。

そして，DSM を日本語に訳す時に disorder を「障害」と訳すことになりましたが，日本語では「障害者」のようなイメージも喚起させるので，反対意見も出る結果となりました。アメリカでは言葉の偏見をなくそうとして診断名が変わったことが，日本で新たな言葉の問題を生じる結果となったのは残念なことだと思います。

最新の DSM-5 の日本語版では，「強迫症」のような「○○症」という表現も用いられています。精神疾患は，長く続くものもありますが，短期に回復するものもあります。「○○障害」という呼称ではあっても，身体の障害や聴覚障害等とは異なり，数カ月で回復するものも含まれる点は注意が必要です。病気は，言葉でイメージが変わってしまうので，正しい意味を理解する必要がありますね。

米田さん（管理栄養士）：以前，拒食や過食嘔吐があって，月経不順で婦人科を受診中の方とお会いしました。栄養相談室に依頼があってお話しした際，「精神科を受診する方もいますよ」と言ってみたのです。でも，「医師や周囲の人から，摂食『障害』という目で見られるのは絶対嫌だから，精神科には行かない」と……。そんなに気になるものかと驚きました。

西湖さん（臨床心理士）：病名がネックでメンタルな治療が受けられないでいるのは残念ですね。強く引っかかるのはなぜなのか，心理職としてお話ししてみ

たい気もします。

　講師：そうですね。「障害」という言葉の重さ，また，「〇〇障害」と言われると，個人でなく１つのカテゴリーで見られてしまうことなど，いろいろな意味があることが推測されます。診断名には，このようなイメージをもつ方も多いことを頭に入れておきたいですね。

　では，次も，１つのカテゴリーごとに治療を提供するような話ではありますが，標準的な治療ということについて考えてみたいと思います。

📖 解説３：標準的な治療・治療推奨とは何か

　以前は，ある疾患をどのように治療するかについては，各医師の判断にゆだねられることが多かった。例えば，抗うつ剤といっても多くの種類がある。ある医師がある特定の薬を使い慣れていて副作用にもすぐ気付けるということがあれば，その薬は，まさしく「自家薬籠中の薬」としてよい働きをするであろう。従来の医療はこのような考え方で行われてきた部分が多かったと言える。しかし，１人の医師の治療経験は限られており，たまたまその薬に対して副作用を示す患者を体験せずに処方し続けているだけかもしれない。

　近年，上記のような診断基準の統一があり，多数の患者が参加した薬効研究などを行うと，明らかに効果がある薬剤もあれば，プラセボとあまり変わらない薬剤もあることが明らかになってきた。このような流れの中，20年くらい前から，これらの治療効果のエビデンス（証拠，根拠）が蓄積されるようになった。治療効果研究がどれくらい科学的に実施され，どれくらい一般化できるものかによって，よいエビデンスかどうかについても厳しく判断されるようになっている。そして，多くの治療研究の結果を検討し，「この疾患のこの段階ではこの治療が推奨される」という「標準的治療」が示されるようになってきている。

　海外では，個々の疾患について標準的治療を挙げたさまざまなガイドライン[8]があり，これを医師も当事者も共有することができるようになっている。精神科領域では，薬物療法の領域については，すでに標準的治療がかなり確立している。精神療法的な治療についても，治療を受ける群とそうでな

い群（対照群）の比較＊9をしてエビデンスを出す研究が行われるように
なっている。
　ガイドラインは，「この治療を受けなくてはならない」と1つの治療のみ
を強制するようなものではなく，複数の治療法が掲載されていることも多い。
効果エビデンスをもつ治療が複数あれば，当事者のニーズを聴いて選択する
ことができる。例えば，英国のNICEガイドラインなどには，当事者が自分
でインフォームド・デシジョン（説明を受けた上での選択）をするためのガ
イドラインだと書かれている。
　がんの治療で，標準的治療を拒否して民間療法を受けて亡くなった方の話
が時々報道される。精神疾患に対する治療でも，効果がよくわからない未資
格者による「セラピー」的なものが宣伝されていることがある。民間治療は
「副作用がない」「高いほど効く」などが強調されているのが大きな問題であ
る。精神科領域の精神療法のエビデンスは，薬物療法よりは出しにくい面が
あるが，研究は蓄積されつつある。例えば，「神経性過食症の認知行動療法
20回分」の効果エビデンスなどである。しかし，一方で，こういったエビデ
ンスが示されるのは，診断基準を満たし，合併症のない「教科書的」な事例
に対してであることが多い。実際の患者さんは，過食症状があっても，解説
2で述べたように，「閾値下の過食症状とうつの合併例」など，教科書的で
ない場合も多い。このような多様な症状の組み合わせそれぞれに対して，標
準的治療を設定するのは難しい。標準的治療を参考にしつつ，当事者との対
話を重ねながらベストな治療法を考えていくのが基本と言えるだろう。

　講師：心の問題に対して，診断を受けるのはレッテルを貼られるようで抵抗が
ある方も多いようです。けれども，ここまで見てきたように，診断というのは，
身体疾患と同じく，どのような疾患かをはっきりさせ，その後のベストの対応法
を考えるためのものです。
　診断への抵抗感の1つは，一旦診断がついてしまうと，「うつ病で気の小さい
人」「摂食障害で体型にこだわる人」など，ステレオタイプ＊10で見られてしまう
ことにあるのではないでしょうか。治療者が，それぞれの人の個別性を配慮して
いないと，疾患があっても「書籍やネットに書かれている典型例とは異なるので，

自分は統合失調症ではない」と思う方もいます。同じ診断であっても，個人によって症状の表れ方には個性があるのはもちろんです。例えば，同じ種の植物でも，育つ場所によって，背が高かったり花の色が濃かったりするのと同じことです。教科書的な典型例というのは，「図鑑に描かれた絵」のような，代表的な症状を描きこんだ 1 つの「型」です。治療の中では，その個人の症状の特徴をよく確認し，個人のニーズについても十分話し合うことが必要になります。

文　献

1 ）American Psychiatric Association（2013）Diagnostic and Statistical Manual of Mental Disorders 5th ed. American Psychiatric Association, Washington DC.（高橋三郎・大野裕監訳（2014）DSM- 5 精神疾患の診断・統計マニュアル. 医学書院）※日本でも用いられるアメリカ精神医学会が出版した診断基準 DSM の第 5 版。本書を通しての参考図書となる。以後，本文中で DSM- 5 とあるものはすべてこの書籍を示す。

2 ）Foulds GA, Bedford A（1975）Hierarchy of classes of personal illness. Psychological Medicine, 5: 181-192.　※精神科診断における「ヒエラルキー」の考え方を示した著者の論文。

3 ）Morey LA（1985）Comparative validation of the Foulds and Bedford hierarchy of psychiatric symptomatology. British Journal of Psychiatry, 146: 424-428.　※精神科診断における「ヒエラルキー」の考え方を論じた論文。

4 ）National Institute for Health and Care Excellence（NICE）：nice.org.uk/guidance/　※英国の治療ガイドラインで，精神疾患だけでなく身体のさまざまな疾患版もある。患者にも読める英語で書かれており，治療選択の際に主治医と患者で参照しながら話し合うことができる。

5 ）World Health Organization（2018）ICD-11: International Classification of Diseases 11th Revision.　https://icd.who.int/en/（2019年 5 月 1 日最終閲覧）　※改訂されて第11版となった WHO の疾患分類。

【注】

＊ 1　DSM- 5 では，物質使用障害 substance use disorders，アルコール使用障害 alcohol use disorder など「使用障害」という言葉が使われている。「使用障害」というのは，わかりにくい言葉だが，以前の版で物質依存と物質乱用と記述されていたものをまとめる言葉として用いられている。今でも，意味としては，依存や乱用のことを指すと考えてよい（詳しくは，第11回）。

＊2　CT は computed tomography（コンピュータ断層撮影），MRI は magnetic resonance imaging（核磁気共鳴画像）で，いずれも画像診断に用いられる。CT はエックス線を使用するので若干の被ばくがあること，MRI は狭い機械に入る検査のため，閉所恐怖症の人には検査が苦痛であることなどを配慮して選択される。頭蓋内を検査する脳の検査には MRI を用いることが多い。

＊3　このような考え方は，古くから精神科医が長く使ってきたものだが，Foulds という英国の精神科医はヒエラルキー説として表現した[2]。Foulds は，上の方にある疾患名は，必ず下の症状を含むと考えたようだが，今では必ずしもそうではないことがわかっている[3]。しかし，精神科の諸疾患の間で，このようにある程度上下関係があるという考えを知っておくことは重要である。

＊4　操作的な診断法と言う時の「操作」は，operational の訳で，「手続きを踏んで行う」ような意味である。例えば，DSM-5 のうつ病では，診断項目が9個並んでおり，「そのうち5つ以上が2週間以上続く」ことが確認できればうつ病と診断する。それぞれの項目が当てはまるかどうかチェックしていくのが「手続き」であり，「操作的」診断基準ということになる。古典的な精神医学では，「この患者さんの言動や雰囲気はうつ病としか考えられない」というような直観も診断に寄与した。今でも，臨床の場では，医師の直感が役に立つ場面は多いが，操作的診断基準で記録する場面では，直感は排除し，ひとつひとつ項目をチェックしていく。精神科の領域では，パーソナリティ障害の特徴の記述の時に，人を振り回す manipulative という意味でも「操作的」という言葉を使用するので混同しないよう注意が必要である。

＊5　閾値下 subthreshold というのは，診断基準をすべては満たさないという意味で，DSM が登場して以来使われるようになった言葉である。DSM の操作的診断基準では，上記のように「5つの項目が示す症状のうち3つを満たす時に診断する」というような基準が多い。研究面では，診断基準をすべて満たす例を対象とすることが多い。この条件に合わない場合，例えば，5つの項目のうち2つの症状は常にあるがもう1つは日によってない日もあるというような場合は，厳密に言うと診断基準を満たさない。しかし，診断基準を満たすケースに準じた対応をするべき場合も多い。臨床場面では，閾値下のうつ病，過食症などは非常に多いものである。

＊6　ICD-11は ICD-10の時にはなかった，gaming disorder（ゲーム症，ゲーム障害）が疾患名として取り上げられたり，性別違和など性の問題は，精神疾患とはみなさず，独立したカテゴリーになったことなどが主な変更点である。

＊7　フロイトが提唱した精神分析理論では，神経症は，幼少期のコンプレクスがもとになって発生するものである。なかでも，男児が母親に愛着をもち父親を憎んだり，そのことによる父親からの報復を恐れる「エディプスコンプレクス」は

重要なものと考えられた。ギリシャ神話に由来するこのコンプレクスは健康者にもあるものと考えられているが、神経症になる人は特に強いという理論のため、神経症の当事者を揶揄するような風潮もみられた。

＊8　例えば英国には National Institute for Health and Care Excellence（NICE）ガイドライン[4]がある。身体疾患についても精神疾患についても、さまざまな疾患についてガイドラインが作成されている。このガイドラインは、ホームページから誰でも閲覧できるようになっている。ここには、英国の公営医療の中で選択できる治療法やそのエビデンスが書かれている。専門家もかかりつけ医も、また患者や家族も同じガイドラインを見て、治療選択について話し合えるのが利点である。日本ではまだ、患者や家族にもわかりやすい、市民の信頼を得たガイドラインが少なく、患者や家族はネット情報などに影響を受ける面があるように思われる。

＊9　「このお茶を飲んだら便秘が治った」というような話は、しばしば新聞広告などに掲載されている。このような説明が科学的でないのは、対照群との比較がないからである。薬物の効果は、「この薬を飲んだ人は、他の条件は同一の、薬を飲まない人に比べてこのような効果があった」ことを示す必要がある。この場合、薬に期待が大きい人が「薬を飲む群」に多く集まると結果に影響するので、薬を飲む群と飲まない群にランダム（無作為）に振り分けるのが科学的である。

　　また、薬と、効果のない「プラセボ」（「偽薬」と訳すこともある）の錠剤を、外見上は同じにし、投与する側も服用する側も、その服用者がどちらの群になっているかわからないようにする「二重盲検」という方法はさらに厳密である。治療効果の科学的データはこのように蓄積される。「便秘に効くお茶」等の効果は、このようなデータが示されたものではない。「効いた」という人の話は説得力があり、人によっては強い影響を受けてしまうが、科学的根拠としては不十分である。精神疾患においては、精神療法は「受けている治療が精神療法か対照群かわからない」ような振り分け方は困難なので、薬物療法のような厳密な科学的エビデンスを得るのは難しいが、エビデンスと言えるものが精神科領域でも少しずつ蓄積していくことが望まれる。

＊10　印刷物を作る時に使う「型」を意味する言葉で、印刷されたものはすべて同じ図柄になるのと同じく、あるカテゴリーの人は同じような人と見る枠について言う。「女性は感情的」「日本人は自己主張がない」などがその例である。

第**2**回

精神症候学

──意識，知覚，感情，思考などの「精神」の領域を確認する──

授業のはじめに

　内科の疾患とは異なり，精神科の疾患は，検査結果だけで診断できることはほとんどありません。診断には，精神科医が面接を行い，精神症状の有無を確認する必要があります。人間の精神には，意識，知覚，感情，思考などのさまざまな領域があり，それぞれの領域に症状が生じ得ます。自分では症状だと気付いていない場合もあるので，本人の話に耳を傾けるだけでなく，医師が質問をしながら確認していきます。

　例えば，皆さんの職場の面談，面接の場面では意識があるのは当たり前だと思いますが，精神科医は，相手の意識がはっきりしているかをまず確認します。そして，その後に，知覚，思考，気分などの領域に症状がないかなどを確認していきます。第1回でも話題になったように，「対人恐怖」など，1つの症状だけに注目してネット検索すると，診断がわからなくなります。今，主に訴えている症状以外に，どのような症状があるかを確認するのが診断の鍵だと言えます。

💬 ディスカッション

児島さん（保育士）：ネットでよく見かける，うつ病のチェックリストなどは，診断をするためのものなのですか。何点以上はうつ病の可能性とか書いてあるけれど，そこから1点でも低ければ，安心していいのですか？

　ある私の同僚は気分の波があり，周囲が心配しているのに，自分でやったチェックリストでは正常範囲だったから大丈夫と言っていました。こういうチェックリストは，さまざまな「領域」を考えて作ってあるのでしょうか。

講師：うつ病などのチェックリストの中には，専門家が，さまざまな領域を含

んだチェックリストの点数分布を統計的に検討し，チェックリストの結果と面接結果とすり合わせて何点以上を高得点者とするか決めるなど，かなり厳密な統計学的検定を経て作られたものもあります。そうでないものもあります。きちんと作られたチェックリストであっても，点数だけで診断の確定はできません。チェックリストでうつ病の可能性が示唆されても，パーソナリティ障害が併存していてそちらの方が大きな問題ということもあります。診断には，精神科医が面接をする必要があると言えます。

　また，職場の健診で用いるチェックリストなどでは，自分では症状があると思っていても，保健担当に呼び出されるのを恐れて点数を低く付けるような方もいらっしゃいます。自己記入式のチェックリストは，「うつ病かもしれない」と考える第一段階のきっかけとしては使えますが，これだけで診断するのは難しいです。

📖 解説１：症状，診断，治療

　「憂うつな気分」という症状があるからといって，それがうつ病という診断名にすぐ結びつくわけではない。これは，「発熱」という症状があっても，その人がもっている病気はさまざまなのと同じ関係である。うつ病の診断には，「憂うつな気分」という，本人が訴える症状と並んで，睡眠に問題はないか，不安はないか，ある場合はどのような不安か，など全体像を把握することが欠かせない。また，それぞれの症状がいつ頃始まり，いつ頃から強くなっているかという経過もよく聞いて，１つの診断に到達する。第２章で述べたように，身体面の検査が必要になる場合もある。これらの検査は，外来で実施できる場合もあるが，状態によっては，診断確定のために入院してさまざまな検査を実施する場合もある。

　診断が確定すると，その診断をもつ一般的な事例ならば，今後どのような経過をたどるかが大体予測できる。診断がはっきりすれば，その疾患の標準的な治療が候補に挙がることになる。「対人恐怖」と思われる症状があっても，「人に迷惑をかけないならば治療をしなくてよいのでは？」というように論じられていることがある。これは，症状の後に診断や病名を考えずに，

一足飛びに治療や対応法を考えることによる間違いである。「対人恐怖」的な症状が、いつ頃から始まっているのか、被害妄想ではないのかなどを確認すると、第2章で話題になった事例のように、統合失調症という診断になることもある。この場合は、たとえその時点での「対人恐怖」が人に迷惑をかけるものでなくても、放置は勧められない。統合失調症の初期状態を放置しておくと、症状が悪化することが予測されるからである。

　このように、症状だけで対処法を考えるのでなく、診断あるいは病名は何かを確定してから対応法を考えるというのは身体疾患と同じである。例えば、「発熱」という症状を見て、診断を確定せずに医師が解熱剤を投与することは普通はない。急な発熱に咽頭痛や関節の痛みが加われば、インフルエンザを疑い、検査を行って診断を確定させるだろう。インフルエンザという診断になれば、抗ウイルス薬が処方されることが多いだろう。発熱があって、強い腹痛があれば、腹部の診察やさまざまな検査の末、虫垂炎という診断になるかもしれない。この場合は、インフルエンザとはまったく別の治療法となる（図2）。

　精神疾患についても、同じ「うつっぽい気分」（抑うつ感）でも、早朝覚醒等の不眠を伴い、食欲不振ならばうつ病を疑う。「うつっぽい気分」で、夜間に過食嘔吐などがみられ、むしろ朝は起きられないということであれば、神経性過食症を疑う（図3）。もしうつ病ならば、安心できる場所で休養し、抗うつ剤を用いることになるだろう。神経性過食症ならば、休養も必要ではあるが、ある程度生活にリズムがあった方がよく、その上で必要ならば抗うつ剤を使うことになるだろう。どちらも、治療意欲が高ければ、認知行動療法を行うが、疾患により認知行動療法で扱う内容は異なってくる。

　「うつに効くお茶」などが宣伝されていることもあるが、これが、うつ気分を指しているのかうつ病なのかが曖昧なのは問題である。また、もしうつ病の人が効果を期待してそのお茶を飲み、うつ病の治療をやめてしまうのはさらに問題である。また、第1回で示したように、○○に効くと宣伝される食物や飲み物などは、科学的エビデンスがない場合も多い。

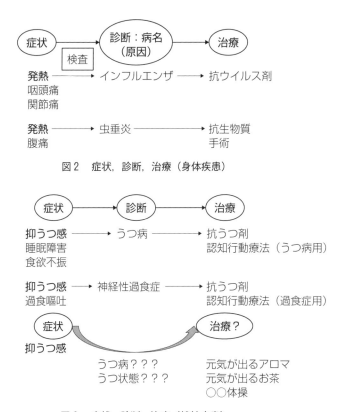

図2　症状，診断，治療（身体疾患）

図3　症状，診断，治療（精神疾患）

📖　解説2：精神症候学の「領域」

　精神科医が目の前の患者さんを診察する時は，表1にあるように，意識の状態はどうか，知覚はどうか，思考はどうかというような領域を見ていく。これらを詳細に研究することを精神症候学というが，本書では，それぞれの症状の詳細についてはそれぞれの疾患の章で触れる。ここでは，精神科の診察では，このようないくつもの領域について確認して診断しているということを頭に入れておこう。

表1　精神症状の領域

領　域	異常の例
意識の障害	意識混濁 意識変容（せん妄状態など） 意識狭窄
知覚の障害	錯覚 幻覚（幻視，幻聴）
感情の障害	抑うつ気分，躁気分
思考の障害	思考形式（思考過程）の異常：観念奔逸など 思考形式（体験様式）の異常：思考伝播（考想伝搬）など 思考内容の異常：被害妄想など
意志・欲動の障害	精神運動興奮，精神運動制止，昏迷
記憶の障害	記銘力低下，前向健忘，逆向健忘
知能の障害	知的障害，認知症

 ディスカッション

中原さん（中学校教諭）：表1にある「意識の障害」ですが，意識がない，というのは，交通事故とか脳卒中とか，意識がなくなり救急車で運ばれるような状態のことだと思うのですが，こういう，「意識がない」以外の状態もあるのですか。

講師：いくつかあります。意識の状態は，舞台にライトが当たっている状態になぞらえられることがあります。しっかり照明がついて舞台全体が明るいのは意識清明，全部照明が消えていれば意識消失状態です。おっしゃる通り，救急車で運ばれるような完全な意識消失状態ならば，精神科というより脳外科や循環器内科の領域ですね。

完全な意識消失以外に，照明が少し暗くなっている状態があります。眠りに入る前もそうですが，健康者の入眠前以外にも「せん妄状態」などでは，少し意識が暗くなっています。呼びかければ，はっきりすることもありますが，ぼんやりした状態が続き，その間，幻覚が活発に生じます。ぼんやりした様子なのに突然何かが見えているように怯えたり興奮したり，誰かと対話しているように声を出したりします。昼間はうつらうつらしていて，夜になると「夜間せん妄」という状態になって，起き上がって興奮したり，大声を出したりします。

児島さん（保育士）：父が転倒して，大腿骨を骨折して入院していた時にそうなりました。日頃はしっかりした人なので，認知症になってしまったのかと心配しましたが，退院して普通の生活に戻ったら，そんなこともなくなりました。

　保田さん（養護教諭）私の70代の母は，毎晩家でそういう状態が続いて，認知症と診断されました。脳に病変があったのでしょうね。確かに何か見えているような感じでした。

　講師：認知症など脳に病変があれば夜間せん妄になりやすいですが，認知症でなくても，高齢者が，外科手術を受けた後などにもみられます。手術の前からの絶食や麻酔による血液循環の変化，日頃とは違う環境にいることなどが影響すると考えられています。このような症状が表1の意識の領域の症状です。

　せん妄状態は，このような夜間せん妄の他，「振戦せん妄」でもみられます。これは，アルコール依存のある方が，急にアルコール摂取を止めた場合などにみられます。脳にアルコールがあるのが普通という状態になっていて，急にそれがなくなることにより，身体の震え（振戦）と同時にせん妄状態がみられるものです。

　米田さん（管理栄養士）：昔から「アル中の人は，虫をつまむような動作をしている」と聞きますが，そのことでしょうか。いるはずのない虫が見えるということですか。

　講師：そうです。見えるはずがないものが見えるのは「幻視」と言います。これは，知覚の異常に分類されます。夜間せん妄，振戦せん妄などの時には，幻視を伴いやすいのです。あるはずのないものを知覚する幻覚には，幻視，幻聴，幻臭などさまざまなものがありますが，認知症，脳腫瘍，アルコール依存などの器質的原因があると，幻視が見えることがあります。

　一方，統合失調症では幻視は稀で，ほとんど幻聴です。統合失調症の症状として，「対話する形の幻聴」というものもあるので，せん妄状態の方が幻視を見て会話しているような様子を見て，統合失調症ではないかと思う方がいますが，統合失調症とは異なります。

　木部さん（部活スポーツ指導者）：昔から，暗いところを歩いていると，土手の柳の枝がゆらゆら動いているのが幽霊に見える，などと言いますが，これも幻視ですか？

　講師：それは錯視ですね。幻覚は「対象なき知覚」と定義されています。幻視

は見える対象がないのに見えるということです。柳が幽霊に見えるのは，柳の枝という見える対象があります。この対象に，1人で暗いところを歩いている不安，幽霊が出そうな気配だというような気分が投影されて，幽霊ではと思ってしまうので，見間違いの範囲です。しっかり落ち着いて見直せば，「何だ柳か」とわかると思います。

　意識の問題に戻りますと，人格が解離する，いわゆる多重人格のような現象もここに含めて考えることもあります。舞台のたとえで言えば，舞台の真ん中に左右を隔てる大きな壁があって，ある時は一方だけに照明が当たり，ある時はもう片方だけに照明が当たり，お互いにお互いのことは知らないという状況です。別人格という言葉もありますが，別人格で行動している時のことはもう片方には記憶されていません。

　ちなみに，せん妄のように，意識が全体的に暗くなっている場合も，暗くなっている間のことは記憶に残らず，思い返すこともできない場合がほとんどです。夜間せん妄の人に，「昨日は誰に向かって叫んでいたの」などと問いただしても，記憶がない場合が多いのです。これは意識が暗くなっているせいであり，このような記憶がないからと言って，必ずしも認知症ということにはなりません。

　仁田さん（医学生）：表1の「感情の障害」のうつや躁は想像しやすい症状です。

　講師：そうですね。うつは典型的な感情の領域の症状です。うつが重症になると，うつかどうかも感じなくなってしまう場合もある点には注意が必要です。躁状態は，うつとは反対で，何でもうまくいくような万能感をもった状態になってしまうことです。うつの反対とはいっても，楽しいだけでなく，怒りっぽくなったりもします。

　仁田さん：うつの感情面はわかりやすいですが，うつ病になると，感情以外の「領域」の症状もあるということでしょうか。

　講師：その通りです。うつ病で，うつの気分のために，二次的に思考の領域に症状がみられることもあります。心気妄想や罪業妄想（→52頁）などです。これはかなり重症の時にみられるもので，カウンセリングなどでは改善しにくいものです。意志欲動の領域で精神運動制止が強く，食欲低下も強ければ，入院治療が必要になるかもしれません。すべての領域を見て全体像を判断することによって，やっと治療計画が立てられるのです。

表2　妄想の特徴

| ①思考の内容が，不合理，非現実的 |
| ②強い確信 |
| ③訂正不可能 |

 解説3：精神症候学の例——妄想について考える

　表1にあるように，思考の障害には，思考の形式の障害と思考の内容の障害がある。思考形式のうち，思考過程の障害としては，躁状態にみられる「観念奔逸」，つまり思考がその場で見たものに影響を受け次々と広がってしまうなどのように，思考の流れや思考が誰のものかという帰属感に生じる問題である。また，思考が自分の外に拡散してしまうような「思考伝播」という思考形式の障害もある。これは思考の体験様式の異常と分類される。典型的には統合失調症などでみられるものであるが，「これは自分」という意識が脅かされ強い不安を伴う。自我障害とも言われる。

　一方，思考内容の障害もある。これを妄想と呼んでいる。明らかに荒唐無稽な内容ならば思考の内容の誤りは明らかだが，思考の内容が間違っているかどうかは判断が難しいこともある。過去には，政治犯を「間違った思考の持ち主」として精神科病院に収容した例もあった。妄想について考えながら，症状と診断，治療の関係についても，もう一度考えてみよう。

　妄想には，表2のような3つの特徴がある。①思考内容が，現実的にはあり得ない「不合理」なものであること，そしてそれが，②強く確信されており，③他の人が間違いを訂正しようとしても訂正不能，という特徴である。上述の通り，その考えがあり得ない考えかどうかは判断が難しいことも多く，強く確信しているか訂正不能かどうかは対話をしてみないとわからないものである。なお，一般には妄想という言葉は，異性に対する空想等を指して使われることがあるが，精神医学でいう妄想にはこのようなニュアンスはない。

 ディスカッション

小川さん（小学校教諭）：症状イコール診断ではないということでしたが，妄

想という症状もいろいろな疾患でみられるのですか？　何となく，統合失調症のような重い病気の症状というイメージがあります。

　講師：そうですね。統合失調症では被害妄想などがみられやすいですが，他の疾患にもみられます。うつ病でも，うつ気分から，「自分はがんにかかっていて，死んでしまうに違いない」などの「心気妄想」がみられたりします（→第5回）。

　菊地さん（地域保健師）うつ気分が先にあって，そのために「自分は重い病気になってしまった」という妄想がみられることがあるということですね。統合失調症の妄想は，そういう気分のために生じるというより，突然生じるという感じなのでしょうか。

　講師：そうですね。妄想に連動して，患者さんは不安な感じはいつももっていますが，うつや躁などのような気分の変化のために生じるのではないということです。

　次の例を見ながら，妄想とは何か，症状と診断との関係はどうなっているかについて考えてみましょう。

考えてみよう──これは妄想？　妄想ではない？　…その1

①ある男性が，「皆のもの，よく聞け！　われはクレオパトラなり！」と言っています。これは妄想でしょうか？　この男性は精神科治療を受けた方がよいでしょうか？　治療が必要かどうか判断するにはどのようなことを確認したらよいでしょうか？

②ある女性が，「私はクレオパトラの生まれ変わりなの。私が美人なのはそのせいよ」と言っています。これは妄想でしょうか？　この女性は精神科治療を受けた方がよいでしょうか？　治療が必要かどうか判断するにはどのようなことを確認したらよいでしょうか？

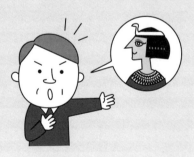

講師：①の男性が言っていることはどうでしょう？　妄想でしょうか。

米田さん（管理栄養士）：クレオパトラは大昔の人ですし，女性ですから，この男性がクレオパトラというのは100％あり得ない考えですね。確信しているかどうかは何とも言えませんが，「皆のもの」と呼びかけたりして，成りきっている感じなので，確信しているようにも思えます。訂正不能かどうかは何とも言えませんが，ここまで成りきっていると，「違うんじゃないですか」と言っても耳を貸しそうには思えません。

仁田さん（医学生）：ただふざけているだけ，という可能性はありませんか。

米田さん：なるほど。そういう見方がありましたか。確かに，健康な人がふざけて言っている可能性だってありますね。

講師：面接してみないとわからないところですね。ふざけていないとしたら，妄想の可能性が高そうですね。この男性は精神科の治療を受けた方がよいでしょうか。

児島さん（保育士）：こんなふうに言っていても，人に迷惑をかけなければかまわないのでは……と思ってしまいますが……。

仁田さん（医学生）：症状イコール診断ではないのですよね。妄想はあるとして，どんな診断かが大事なのではないでしょうか。

講師：その通りですね。このような妄想をもち得る疾患として，統合失調症，躁病，薬物の影響，あるいは何らかの脳の疾患の可能性があります。昔だったら，神経梅毒[1]などの可能性も考えたでしょう。では，②はいかがでしょうか。この女性の言っていることは妄想ですか。

西湖さん（臨床心理士）：「生まれ変わり」という主張が正しいかどうかは調べようがないですね。

講師：そうですね。「生まれ変わり」が現実的に正しくないと判断すれば，この時点で妄想の可能性が出てきます。しかし，宗教などによっては，生まれ変わりはあるとすることもあるので，これだけでは判断は難しいですね。

西湖さん：どれだけ確信しているか，訂正不能かどうかは聞いてみないとわからないですね。「自分が美人」という主張の説明に使われているので，意図的に言っている気もします。

保田さん（養護教諭）：私も，精神症状というより，わざと言っている気がし

ました。わかって言っているのならば精神疾患ではないかもしれませんが，わざわざこういうことを言うと，友人関係が悪くなりませんか？　たとえ「疾患」でなくても対人関係が難しければ，カウンセリングなど受けた方がいいのでは？

　講師：もし「クレオパトラの生まれ変わり」が強く確信され，訂正不能な妄想の場合，表1に挙げた他の領域の症状も確認する必要があります。

　統合失調症，躁うつ病の躁状態などでこのような発言が出る可能性はあると思います。このような疾患だったら治療が必要ですね。こういう場合，経過についての情報も非常に重要です。ある時期から急にこういうことを言い出したとしたら，何らかの疾患が発症している可能性はありますね。「生まれ変わり」だけでなく，「自分が美人」という主張も急に言い出したのだったら，躁状態などの可能性があるでしょう。これらの疾患ならば，放置すれば悪化しますから，その疾患に対する標準的な治療法をまず考えるでしょう。

　逆に，以前からずっとこういう発言が同じような頻度でみられるのだったら，パーソナリティの問題が大きいと思います。強く確信された妄想ではない場合も，かなり特異な空想的な発言とは言えますね。他に症状がないかどうか，この女性の日頃の行動を確認しなくてはいけませんが，自己愛性パーソナリティ障害では，「自分は特別」という気分を背景に，このような発言が聞かれることがあります（→第12回）。

　このような空想的なことを言う場合，対人関係には困難が多いと思いますが，ご本人は「うまくいかないのは相手が悪いから」と思っていることがほとんどです。何か周囲を傷つけるようなことがあれば，精神科治療が強く勧められますが，そうでない場合は，本人が困るまではカウンセリングは難しいと思います。

　仁田さん（医学生）：本人が通わないとカウンセリングはできないですからね。

　児島さん（保育士）：何となく精神科医というと，必要な治療は必要ですと言って，強く勧める人というイメージでしたが，本人が納得しなくてはできない治療もあるのですね

　講師：そうなのです。精神科の疾患の中には，妄想などがご本人の判断を曇らせ，自分を傷つけたり人を傷つける可能性がある場合もあり，そのような時は，ご本人の100％の納得を待たずに治療を開始します。それには，法的手続きが決められています（→第3回）。

そして，このように「強制的」に治療を始めても，治療の進展の中で，できる
だけご本人の納得が得られるよう対話を続けます。ある時点で，ご本人から治療
に関する納得が得られたら，ご本人との同意のもとに治療する形に切り替えます。
それ以外の場合は，本人が治療を望まない場合は，強制的な治療をするのは困難
です。

　小川さん（小学校教諭）：職場でも周りが困っている人がいて，今のケースに
似ています。本人は自分は何でもできると思っているけど，結局本人が言うよう
にはできず，見かねて注意すると，注意した人を攻撃するのです。強制的に治療
はできないのはわかりましたが，何か対応はできないのでしょうか。

　講師：簡単ではありませんが，これからは，職場の問題に対応するカウンセ
ラーが増えることが望まれますね。対人関係の問題があまり複雑化しないうちに，
定期的，継続的に問題を把握し，ご本人にも話をして，問題に関する理解を促す
ことが大事ではないかと思います。

　では次の③はどうでしょうか。これは妄想ですか？

考えてみよう——これは妄想？　妄想ではない？　…その2

③ある小さな国の，テレビの電波も届かない僻地の村に住む老人たちが「地
　球は，どこまでも平らなのさ。ずっと10年歩き続けると，地球の端があっ
　て，滝になっている。おじいさんたちはそう言ってたよ。昔，端まで行っ
　てきた人がいたって」と言っています。これは妄想でしょうか。この老人
　集団は精神科治療を受けた方がよいでしょうか？　治療が必要かどうか判
　断するにはどのようなことを確認したらよいでしょうか？

ディスカッション

　小川さん（小学校教諭）：「地球が平ら」というのは間違った考えだけど，これ
は，そのことを知る機会がなかったからで，テレビなどを見て常識を知れば考え
が修正されるかもしれませんね。地球が丸いというのは，私も生徒にはそう教え
ていますが，私だって，教わって知っているだけで，日々の生活の目に見える範

囲では，平らにしか見えないわけですから。

　講師：そうですね。訂正不可能ではないかもしれませんね。では，もし，「ご先祖が見てきた」という話が確信され，訂正不能だったらどうでしょうか。

　西湖さん（臨床心理士）：妄想にも見えるけど，宗教とか神話にはそういう話はありますよね。症状，疾患，治療と考える時，疾患に当てはまるかどうかわかりませんが，よほどこの老人たちの生活が障害されたり人に迷惑をかけない限り，全員を治療する必要はないのではと思います。

　講師：そうですね。「妄想」という症状は，通常は個人のものです。例えば，統合失調症の症状として「被害妄想」はしばしばみられますが，統合失調症という診断は同じでも，患者さんごとにその内容は異なっています。例外は，「二人精神病」というような状況や，この老人の集団のように，ある信念が集団の中で共有されている場合です。

　「二人精神病」というのは，例えば，母親が統合失調症や認知症などで被害妄想をもっているような場合，家族の中で，弱い立場にいる人がその妄想を一緒に信じてしまうというような現象です。例えば，子ども，あるいは「子」が成人年齢でも知的障害があるような場合です。家族以外との交流が少なく，妄想をもっている人に生活面で依存しているような状況で起こります。

　このような場合，母親の方の妄想は，薬物療法を行わなくては改善しませんが，影響を受けた側の妄想は，妄想をもっている人から離すと消えることがほとんどです。妄想が消えただけでは，子どもの方も，信頼していた人を失ってしまったような状況になりますから，継続的にケアが必要となります。

　小川さん（小学校教諭）：脱カルトとか脱洗脳というような感じでしょうか。

　講師：メカニズムとしてはそうですね。この老人集団も，１人ひとり切り離して，地球が丸いという写真を見せて時間をかけて教育すれば，人によっては，地球が丸いことを理解する人もいるでしょう。それが必要かというと，絶対必要というわけではないと思います。集団で共有された信念として気を付けるべきは，誰かが自分の利益のためにある信念を吹聴するような場合です。

　例えば，もし「地球は平ら」説が，先祖代々の考えではなく，土地開発者に植え付けられた信念で，平らを保つためには全財産を差し出さなければならないと老人集団が信じ込まされているような場合は，対応が必要だと思います。また，

集団で周囲を傷つける危険な信念がみられる時は対応が必要でしょう。しかし，それ以外は，必ずしも住民全員に精神科治療が必要となるわけではありません。

　このように，妄想は，その人が住む環境なども配慮して判断する必要があります。例えば，「周囲にいじめられる」というのが事実かそうでないかは，本人の話だけを聞いていても判断できないこともあります。「周囲が私を敵対視する」というような考えが，明らかに根拠がない誤った考えで，確信があれば妄想ですが，「敵対視されている気がする」レベルで，そうでもないかもしれないという修正可能な部分が残っていれば，「被害妄想」ではなく「被害念慮」という言葉が用いられます。

　妄想だということに気付かないと，周囲の人は，本人に「そんなわけはない」と否定して考えを変えようとすることがしばしばあります。しかし，妄想には強い確信があるので，説得で考えを変えるのは困難です。あまり強く否定すると，説得しようとする人を敵対視してしまうことがあるので注意が必要です（→第3回）。

さらに学びたい人のために
〈精神医学の教科書〉他にも多数の教科書があるが代表的なものを挙げる。

石丸昌彦・広瀬宏之（2016）新訂 精神医学特論（放送大学大学院教材）. 放送大学教育振興会.

大熊輝雄著・現代臨床精神医学改訂委員会編（2013）現代臨床精神医学 第12版. 金原出版.

尾崎紀夫・三村將・水野雅文・村井俊哉編（2018）標準精神医学第7版. 医学書院.
　※精神疾患が登場する映画の紹介ページがある。

〈参考書・専門書〉
濱田秀伯（2009）精神症候学 第2版. 弘文堂.

兼本浩祐（2018）精神科医はそのときどう考えるか. 医学書院.

古茶大樹（2019）臨床精神病理学—精神医学における疾患と診断. 日本評論社.

松本卓也（2018）症例でわかる精神病理学. 誠信書房.

【注】
＊1　梅毒は，性感染症として知られているが，進行すると脳神経症状を起こす。ペニシリンによる治療が可能になる前は，患者数が多い疾患であり，精神症状の診断の際には必ず考えておくべき疾患であった。

第**3**回

統合失調症

——当事者はどのような体験をしているのか？——

授業のはじめに

　さて，第2回で，妄想などの精神症状について学びました。その中ですでに統合失調症という病名は何度か出てきました。以前は精神分裂病[*1]と呼ばれていた疾患です。第1章で述べたように，以前は精神科病院に長く入院することが多かった疾患であり，最近は治療法の開発で，社会参加が進んでいる疾患でもあります。症状も多彩であり，統合失調症の研究からさまざまな精神症候学の用語が作られていったと言っても過言ではありません。疾患の各論のまずはじめに統合失調症を学んでみたいと思います。

💬 ディスカッション

　講師：この章では，統合失調症について学びます。この疾患をもつ方に接したことはありますか。

　児島さん（保育士）：以前，保育園で担当していたクラスの子のお母さんで，「統合失調症で治療を受けている」とご自身でおっしゃっていた方がいました。

　福山さん（精神保健福祉士）：精神科病院では日々お目にかかります。

　中原さん（中学校教諭）：よく知らないので，イメージがわきません。分裂症という言い方は聞いたことがありますが，重い病気なのかなという印象です。

　講師：では，ある男性の事例（以降の事例はすべて架空の例です）を見てみましょう。

　🙁❓**考えてみよう**——被害的な訴えの続く20代男性，会社員Aさん

　元来無口で，友達は少ない方であった。大学卒業後に就職した会社でも，

周囲とは打ち解けなかった。時々急に休むこともあったが、こなすべき仕事はこなしていた。

　ある年の年度末の報告書に、「この職場には、なぜこんなに監視する人が多いのか」と書いたため、奇異に感じた上司が面談を行った。しかし、面談の場では、本人からは監視のことは話さず、上司もそれ以上追及できなかった。

　新年度の人事異動で、職場環境が大きく変わった。Ａさんは、周囲を警戒するような態度を見せたり、社内でもポケット付きベストにさまざまなものを入れて持ち歩くなど、奇異な様子が目立つようになった。以前のＡさんの様子を詳しく知る人がおらず、誰も声をかけられなかったが、たまたま元同僚が来訪した際に、変化に驚き、新しい上司に話をした。

　上司に強く勧められて、産業医の面談を受け、産業医から精神科クリニックを紹介された。なかなか受診しなかったが、産業医に再度勧められてクリニックを受診した。統合失調症の可能性が強いと言われたが、本人はどのような病気かあまり知識がなく、治療に積極的でない状態が続いた。主治医の勧めで、仕事は、まず3カ月間休職することになった。薬物療法により、警戒的な態度は和らいだが、「薬を飲むと体調が悪い」と訴え、自己判断で量を減らして飲んでいた。

　産業医の勧めで、通院を再開したが、「監視されている」という気持ちが強くなり、出勤が困難な状況が続いた。このため、両親の協力も得て精神科病院に入院となった。2カ月間の入院と、その間の薬物療法により、被害的な訴えは軽快した。現在は、外来で薬物療法を続けながらデイケアに通っている。

　講師：では、この事例を念頭に、統合失調症の症状にはどのようなものがあるか見てみましょう。

 ## 解説1：統合失調症のさまざまな症状

統合失調症の精神症状は、陽性症状と陰性症状という用語を用いて説明さ

れることが多い。陽性症状とは，幻覚や妄想など，健康な人にはみられず，統合失調症の場合にみられる症状である。ないはずの現象が存在しているという意味で「陽性」という。

逆に，陰性症状とは，健康な人ができるはずのことができなくなっている現象で，意欲減退，思考力低下，対話の流暢性の低下などである。

陽性症状は，健康人にはないため，病的であることが気付かれやすい。「幻覚や妄想」は，統合失調症の症状として，一般にイメージされやすいだろう。統合失調症の幻覚の中では，幻聴が多く，幻視は少ない。幻聴に耳を傾けてしまうというだけなく，聞こえてくる声に反論してしまったり，幻聴に命令されて行動してしまったりすることもある。このため，周囲が見ても，以前とは様子が変わってしまったと気付かれやすい。陽性症状が強いと，学校や職場などでの生活は難しくなってしまう。

ドイツの精神科医クルト・シュナイダー（1887-1967）は，統合失調症に特徴的と思われる症状を挙げ，これらはシュナイダーの一級症状と呼ばれている。表3にその1部を挙げたが，シュナイダーは，脳の疾患がなくて，これらの症状がみられる時は，統合失調症の可能性が高いと考えた。

表3に示すように，楽しい幻聴はあまりなく，自分のことを非難したり自分について複数人が噂をしたり，自分の行動を見て実況中継をしているような幻聴の場合が多い。これらは不安をかき立てるものであり，幻聴に気を取られやすい。死ねとか殺せなど，命令してくる幻聴のこともある。

妄想にもさまざまな種類があるが，関係妄想，被害妄想などが典型的である。前回，妄想の項で説明した通り，妄想とは，明らかに事実と異なる考えをもっていてそれを確信し，訂正不可能という思考の障害である。関係妄想とは，本来無関係なはずのことを関係付けて考えてしまうことである。例を挙げると，「自分が道を歩いていて財布を落としたちょうどその時に，通り過ぎた人が咳払いをしたのは，自分は犯罪者だということを皆に知らせようとしているのだ」というような関係付けである。被害妄想とは，文字通り，隣の人が自分を殺そうとしているとか，悪口を言っているなど，自分に害が及ぶという妄想で，そのような内容の幻聴も聞こえる場合がしばしばある。

シュナイダーの一級症状の中には，被影響体験とか思考奪取などの症状が

表3　シュナイダーの一級症状

症状の種類	例
幻　聴	考想化声 対話形式の幻聴 自己の行為に随伴して口出しをする形の幻聴
妄　想	妄想知覚　（知覚は正常だが，意味付けが病的）
自我障害	身体への被影響体験　（「電波がかかる」など） 思考奪取 考想伝播 感情・欲動・意志の領域の「させられ体験」

ある。これは，健康人にはみられないもので，自分の身体が自分以外の力の影響で勝手に動かされるとか，自分が考えていることが周囲に抜き取られてしまうというような体験である。自我境界がなくなってしまう体験であり，恐怖感を伴う。

　陰性症状は，単なる引きこもりと思われがちなので特に注意が必要である。以前に比べて極度に元気がなかったり，幻聴に耳を傾けているような様子だったりした場合は，統合失調症の可能性を考える必要がある。時間経過でいうと，陰性症状がまずゆっくり現れ，その後に陽性症状が現れるという展開が多い。早期発見の重要性が強調されているが，早い段階では，確定診断は難しく，少し経過を見てから診断が決まる場合も多い。

　最近は，脳機能の検査等が発達し，これらの検査で明らかになるような，作業の遅さや，1つのことにこだわってしなう現象などを，「認知機能障害」と表現することもある。

　アメリカ精神医学会による診断基準 DSM-5 では，乱用薬物などの影響がない状態で，（1）妄想，（2）幻覚，（3）まとまりのない発語，（4）まとまりのない行動，（5）陰性症状の2つ以上がそれぞれ1カ月以上続き，以前より生活レベルが落ちた状態が6カ月以上続いた場合に統合失調症と診断できるとしている。妄想や幻覚の内容は特定していないが，実際にはシュナイダーの挙げたような幻覚や妄想はよくみられるものであり，統合失調症の症状の特異性を理解するには，表3を理解しておくとよいだろう。

ディスカッション

講師：さて，統合失調症の症状について，イメージできたでしょうか。

西湖さん（臨床心理士）：スクールカウンセラーをやっていると，若い人の場合，「私はみんなに嫌われている」という考えをもつ人は多いので，妄想なのかどうかの見極めが大事だと思います。この事例では，周囲は攻撃したり見張ったりしていないのに，本人はそう思っていて，警戒するような態度だったり人に盗られないように自分の持物を持ち歩いているような様子もあるので，被害妄想ということでしょうか。

講師：そうですね。現実に，周囲がAさんを攻撃するという事実はないことが確認できれば，妄想だと思います。妄想の種類としては，被害妄想，注察妄想などがみられると思います。妄想かどうかの判断は難しいこともあります。状況から考えて，道行く人が自分を攻撃するというような考えは妄想だろうと推測できますが，学校の中，職場などでは，「嫌われる」「ばかにされる」という訴えが不合理かという判断は難しいこともあります。家族や周囲の人の判断も聞く必要がある場合も出てきます。

児島さん（保育士）：先ほどお話した，自分で統合失調症とおっしゃっていた保護者の方は，そのような陽性症状は強くないようでした。でも，急いで考えようとすると頭が回らないとか，何か1つ心配があるとその心配が大きくて他のことがなかなか考えられないとおっしゃっていました。遠足の時の持ち物について，何か心配があり，何度もお電話をいただいたのを覚えています。これは認知機能障害ということですね。

福山さん（精神保健福祉士）：精神科病院のデイケアに通っている方もそういう方は多いです。治療を受けると，幻聴に左右された行動などはあまりみられなくなるのですが，いろいろな段取りがうまくいかないことがよくあります。

小川さん（小学校教諭）：統合失調症で関係妄想があると，関係ないことが全部つながって，それも自分を責めてくるように思うことが多いのですね。想像するのは難しいですが，そういうことがあると，ずいぶん苦しいだろうというのはわかります。見知らぬ人も自分に関係があるとか，意味があるように思えるとすると，怖くて外出もできないですね。

講師：今，小川さんがおっしゃった通り，統合失調症の体験はなかなか想像が難しい面がありますね。健康な人には「絶対にあり得ない」と思われる経験なので，「そんなはずはない」「変なことを言うんじゃない，冷静に考えろ」と否定してしまいがちです。周囲がかなり感情的になってしまう場合もあります。

　しかし，第2回で勉強した通り，確信があり，訂正不可能というのが妄想なので，「そんなはずはない」と言われても考えは変わりません。本人にとっては，本当にしか感じられないことを言うたびに周囲に攻め立てられる体験になります。あまり強く否定すると，「この人も自分の敵なのだ」と思い，妄想の登場人物の一部になってしまうこともあります。

　ですから，小川さんがおっしゃったように，「自分にはちょっと信じられないけれど，もしそんなことがあったら苦しいだろう」と伝えるのがよいと思います。

　仁田さん（医学生）：自我境界がなくなって，人に考えを読まれたり人の影響で自分を動かされるというのも体験したことがないので，どの程度の恐怖かわからない面があるけれど，大変な恐怖だろうと想像します。

　中原さん（中学校教諭）：なぜこのような状態に陥ってしまうのですか？　もともと無口で友達が少ないと書いてありますが，このような性格のせいでしょうか。

　講師：今の医学では，原因について次のように考えています。育て方が原因のように言われた時代がありましたが，今ではそのようには考えられていません。英語で原因を論じる時は，causes と複数で記載しますが，日本語で「原因」と言うと，複数あり得るということがわかりにくいですね。

　一方で，育て方が発症原因ではないとは言っても，再発するかどうかなど，病気の経過には家族の影響もあると言われています。この点はまた後で解説します。

 解説2：統合失調症の原因

　統合失調症の原因について，過去には，「分裂病を作る母」というような概念もあり，不適切な育て方が原因だと考えられたこともあった。特に，口では子どものことを思っているようなことを言いながら，非常に冷たい態度をとるなどの矛盾した態度（二重拘束：ダブルバインド）のために子どもが

病んでしまう，という考え方がされた。このような親の態度が子どもにストレスを与えるのは間違いなく，何らかの症状を生み出しても不思議はないが，統合失調症のみを作り出すとは限らない。また，統合失調症を発症した人が必ずしもこのような生育歴をもっているわけではないことが明らかになっている。また，母親のみに焦点を当てるのも一面的であろう。

　では性格が原因かというと，統合失調症を引き起こす性格が特定されているわけではない。事例で挙げたような，無口で友達が少ない人は社会にはたくさんいて，これらの人が必ず統合失調症になるわけではない。しかし，統合失調症になった人の病前性格を振り返ってみると，孤立傾向で環境の変化に非常に弱いタイプは珍しくはないだろう。もちろん，これ以外の性格でも発症することはあることに気を付けておくべきである。

　統合失調症の発症要因として，今，スタンダードとなっているのは，発症には脳の機能に何らかの問題があるという考え方である。特に，脳の中のドパミン*2という物質が働きすぎると，幻覚や妄想が起きると考えられている。なぜそのような事態になるかはすべて解明されているわけではない。

　病気の遺伝性が問題となる場合，双生児研究の結果がしばしば参照される。一卵性双生児（DNAが同じ）と二卵性双生児（DNAの重なりは，兄弟関係の場合と同程度）の，一致発生率（双生児の1人が発症した時にもう1人も発症する率）が比較される。二卵性双生児よりも一卵性双生児の方が一致率が高いと，遺伝の要素が高いと考えられる。統合失調症では，一卵性双生児の場合の方が，一致発症率が高い，つまり遺伝の要素はあることが知られている。

　しかし，まったく遺伝子のセットが同じ一卵性双生児でも，1人が発症した場合のもう1人の発症は約50%である。100%でないということは，遺伝以外の要素も大きいということになる。たとえて言えば，脳の配線の一部に混線のようなことが起きているとして，この混線には遺伝も関与する体質的なものが関わるが，出生後の生活の中で，どれだけストレスがかかるかによって，この体質から大きな問題が生じるかどうかは異なるということである。特に思春期以降は，ホルモンの値が急に変わったり，生活上のさまざまなストレスがかかりやすく，発症しやすいと考えられている。

個々の発症の直前には，引き金として，家庭や職場などでのさまざまなストレスがみられることもある。短期間だけを見るとそれが原因のように見えるかもしれないが，脳機能に何らかの問題があって，ストレスを強く受けやすい状態になっていたと考えられる場合も多い。

　脳機能の問題も含めて，原因を考える場合に「脆弱性」という用語がしばしば用いられる。これは，いわゆるメンタルに「弱い人」という価値判断が入ったものではない。何か負荷がかかった時，多くの人がしばらく休養すれば元気になるような状況でも，元気が回復しなかったり，刺激に対して敏感になって，以前より大きな反応が起きてしまうという意味である。体質，性格，環境などが複合したものと言える。

　本人や家族が原因についてどう考えるかは，その後の治療に大きく影響する。治療の場では，本人と家族がどのような原因で発症したと考え，そのことからどのような治療を期待しているかを確認することが重要である。

💬 ディスカッション

　福山さん（精神保健福祉士）：脳の機能に問題があると家族に伝えるのは，治らない病気だと言っているような，悲観的な印象を与えてしまうのではないかとずっと思っていましたが，先日，あるご家族が，「脳の機能について知ったことで，身体的に少し脆弱なところがあるから気を付けていきましょう，というイメージをもつことができ，優しく接することができるようになった」とおっしゃっていて，そういう面もあるかと気付きました。

　講師：確かに，自分では直接見えない脳の脆弱性という「ブラックボックス」が存在する前提で生活した方が，調子が悪い時に本人を責めたりご家族が自責的になったりしないというご意見もお聞きします。誰も責めずに「なぜかよくわからないけど，今日は調子が悪かった」というふうに自分の状態をとらえられるからです。

　一方で，やはり自分の状態は自分で説明できる方が嬉しいという方もいらっしゃいます。今後，脳の研究が進むと，今以上に多くの脳の脆弱性が指摘されるかもしれません。脆弱性をどうとらえるのが治療によいかは，治療の中で考えていく必要がありますね。

さて，次に示すのは，大正時代に活躍した詩人，彫刻家の高村光太郎（1883-1956）が妻智恵子の統合失調症発病について書いた文章[2]ですが，戸惑いと，何が悪かったのだろうと自問する様子が書かれています。自分のせいではないか，自分以外の人が夫だったらよかったのではという自責の念も表現されています。現代の事例の悩みにつながります。原因の可能性として高村光太郎氏が挙げた項目に下線を引いてみます。

考えてみよう——高村光太郎と智恵子

……例えば生活するのが東京でなくて郷里，或は何処かの田園であり，又配偶者が私のような美術家でなく，美術に理解ある他の職業の者，殊に農耕牧畜に従事しているような者であった場合にはどうであったろうと考えられる……

精神病学者の意見では，普通の健康人の脳は随分ひどい苦悩にも堪えられるものであり，精神病に陥る者は，大部分何等かの意味でその素質を先天的にもっているか，又は怪我とか悪疾とかによって後天的にもたせられた者であるという事である。

彼女の家系には精神病の人は居なかったようであるが，ただ彼女の弟である実家の長男はかなり常規を逸した素行があり，そのため遂に実家は破産し，彼自身は悪疾をも病んで陋巷（ろうこう）に窮死した。しかし遺伝的といい得る程強い素質がそこに流れていると信じられない。

又彼女は幼児の時切石で頭蓋（ずがい）にひどい怪我をした事があるという事であるがこれも其の後何の故障もなく平癒してしまって後年の病気に関係があるとも思えない。

又彼女が脳に変調を起した時，医者は私に外国で或る病気の感染を受けた事はないかと質問した。私にはまったく其の記憶がなかったし，又私の血液と彼女の血液とを再三検査してもらったが，いつも結果は陰性であった。そうすると彼女の精神分裂症という病気の起る素質が彼女に肉体的に存在したとは確定し難いのである。

だが又あとから考えると，私が知って以来の彼女の一切の傾向は此の病気

の方へじりじりと一歩ずつ進んでいたのだとも取れる。その純真さえも唯な
らぬものがあったのである。

 ディスカッション

木部さん（部活スポーツ指導者）：高村光太郎というと，「僕の後ろに道はできる」
という力強い詩で有名な方ですね。こんな苦悩があったとは知りませんでした。
講師：原因を何とか理解しようというご家族の気持ちがよく表れている文章で
す。薬物療法の選択肢が少なかった時代ですので，智恵子さんは大変具合の悪い
状態で亡くなられており，光太郎さんも苦労されたと思います。転地療養なども
試みられたようです。しかし，治療法が進んだとはいえ，現在の患者さんの家族
も対応には苦慮し，本人によかれと思って取った行動がかえって状況を悪くする
こともあります。経過と家族についてみてみます。

 解説3：統合失調症の経過と家族

　1970年代に，英国で家族の感情表出研究[*3]という一連の研究があり，家
族が経過に及ぼす影響の大きさが知られるようになった。精神科病院に長く
入院することの弊害が明らかになり（後述），よかれと思って家族のもとに
返したのに再発する患者がいることから生まれた研究である。家族が患者さ
んに対して批判的だったり，逆に家族の行動も妄想に合わせるなど症状に巻
き込まれてしまうと，再発が多いことが報告されてきている。
　家族が批判的になるのは，患者さんの行動上の問題が，病気の症状による
ということを家族が理解していない場合が多い。特に，気力が出ないなどの
陰性症状については，「そんなに怠けていてどうする」「早く働け」など批判
が出がちで，これをいつも聞いていると，患者さんは不安が強まったり被害
的になったりしやすい。
　一方，患者さんのもつ妄想に「合わせて」行動してしまう家族もいる。例
えば，患者さんが，「周囲の人が攻撃してくるから雨戸を閉めて，音を立て
ずに静かに生活しろ」というように命令し，家族がそれに従ってしまうよう

な場合である。「ここは敵ばかりだから引っ越そう」という提案に従ってしまうようなこともある。このように妄想を「支持」し続けると、本人はなかなか現実に戻れない。妄想のままに家族が行動してしまうことは、一見、「優しい」対応に見えて、長期的に見ると大きな問題となる。家族自身が判断力を失い、妄想を信じてしまっている場合もあるが、患者さんの話が非現実的だと十分わかっていても、現実を提示した時の患者さんの反応が怖くて従っているという場合もある。「発病は、この子が子ども時代に十分かまってやれなかったせいだから、今はすべて受け入れなくてはいけない」といった思いにとらわれ、患者さんの欲求をすべて満たそうとしているような場合もある。

　いずれにせよ、家族だけでは解決は難しい。症状に対して、家族がどのような理解をし、どのような対応をしているかを確認しながら、家族が妄想に巻き込まれすぎないよう、治療の中で指導していくことが必要となる。

ディスカッション

　児島さん（保育士）：家族の理解が大事なのがわかりました。私も、もしこのような家族の立場だったら、「本人がそう希望するなら」と従ってしまいそうな気がします。自分の子育てが悪かったのでは？　と自信を失っていると特にそういう行動をとりそうです。

　講師：そういうご家族はとても多いのです。原因をどう考えるかはその後の行動に大きく影響します。ご家族の自己犠牲的な態度を責めていては何も解決しませんね。周囲から責められて、本人と家族が孤立すると、ますます症状に支配された生活になってしまいます。家族教室や家族会で、同じ病気を体験した他の方と接し、その方々も最初は本人の妄想のままに行動していたが、思い切って違う行動をするとこのようなよい変化があったというような話を聞くと、とても役に立ちます。

　福山さん（精神保健福祉士）：家族はもちろんですが、ご本人が病気を正しく理解するのも大事ですよね。

　小川さん（小学校教諭）：脳の機能に問題があるから、薬物療法が必要なのだと思うのですが、薬を飲めば、病気に対する考えが修正され、治療の必要性など

もわかってきますか。

　西湖さん（臨床心理士）：Ａさんの事例もそうでしたが，薬物を好まない患者さんも多いことを考えれば，最初から薬物で，治療の必要性までしっかり理解するというのは難しいのではないですか。

　講師：その通りです。薬さえ飲めばすべて問題が解決するということではありません。Ａさんのように，薬を飲むということに抵抗がある方もいますし，発症前と同じ生活に戻ればまたストレスがかかって再発することも多いのです。薬物療法とその他の治療の組み合わせについて考えてみましょう。

 ## 解説４：薬物療法について，薬物療法と心理教育などとの組み合わせについて

　治療の土台には薬物療法が必要である。治療には，抗精神病薬[*4]という薬物が用いられる。従来の抗精神病薬は，錐体外路症状[*5]という症状が強かったり眠気を起こしたりし，これらの副作用が不快で，服薬を中断してしまう人も少なくなかった。現在はこれらの副作用は少ない第２世代抗精神病薬（非定型抗精神病薬）と言われる薬物が用いられ，さらに新しい薬物も開発されている。ただし，新しい薬物に副作用がないわけではなく，糖代謝，心電図異常その他の副作用はみられることもある。副作用が少ないことが宣伝されてはいるが，量を自己調節するのは危険である。主治医と相談し，時々採血なども行いながら治療していくことが重要である。

　一般的に言って，幻覚や妄想などの陽性症状は薬物療法で軽減されやすい。第２世代の薬物は，陰性症状にも効果があるものが多いが，薬だけ飲んでいれば，社会復帰もすぐできるというわけではなく，陰性症状への対応は，デイケアや，ソーシャルスキルズトレーニング（SST）[*6]など，対人的な援助を組み合わせる方が効果的である。

　薬物療法は，症状が激しい時に症状を軽減するためのものと，一旦症状が軽くなった後の，よい状態を維持するためのものがある。薬は同じものを用いることも多いが，維持療法の方は量が少なくて済む場合が多い。本人には，だいぶ改善したので少し量を減らすこと，そして，よい状態を維持するため

の治療であることを説明する。このことが理解されないと，「いつまでも薬を飲まされている」と思いがちである。良くなってきたからこその維持療法，という理解が必要である。

　薬物を服用すると，服用前と比較すると楽になったと感じる当事者は多い。しかし，自分が体験した不思議なこと（幻聴など）が，統合失調症という病気の症状であって，良い状態の維持には維持療法が必要だときちんと理解するためには，心理教育など薬物療法以外の治療も行う必要がある。飲むだけで，病気に対する理解まで完璧に得られるという魔法の薬はない。薬物を服用したことでどういうところが良くなったか，もし飲み忘れがしばらく続いたら（そうならないように注意すべきだが），どのような変化が起きたかなどを確認していく地道な作業が必要である。発症後，一旦回復した後では，「もう大丈夫，治った」という気持ちが働きやすいので注意が必要である。薬を処方通りに飲むことをコンプライアンスと言うが，「主治医に言われた通り飲む」だけでなく，当事者も必要性を理解して主体的に服用することについては，アドヒアランスという用語も用いられている。

　何度か再発を経験した当事者には，本人が「これは具合が悪くなるサイン」と気付ける症状は何かを，症状が落ち着いている時に話し合っておくとよい。再発しそうな状態に陥りそうなサインには，眠れなくなる，イライラする，タバコが増えるなどがあるが，これらは人によって異なる。これを家族もよく理解して，具合が悪い時に本人が家族に相談し，家族と一緒に早めに受診して対応できれば，大きな悪化は避けられる。

　統合失調症でない人にとっては，統合失調症の患者さんがどういう体験をしているかを，自分の体験をもとに理解して共感するということは難しい。「了解不能」という言葉が統合失調症の症状の特徴として挙げられていることもある。しかし，自分の体験から「わかる」とは言えなくても，本人が非常に苦しい状態にあるのは推測できるだろう。妄想の項でも説明したように，「そんなはずはない」と説得したからといって妄想が消えることはない。周囲の対応としては，「そんなはずはない」と否定するのではなく，「あなたが言っていることを全部理解するのは私にはちょっと難しいが，もしそんなことがあったらとても苦しいのは想像できる」というスタンスが重要になる。

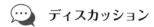 **ディスカッション**

　児島さん（保育士）：本人と家族が病気を理解し，薬物療法を受ければ，入院はしなくてもよいのですか？　統合失調症，精神分裂病というと，精神病院に入院しなくてはいけないようなイメージでしたが。

　講師：はい。以前とは違い，今は，入院は治療のごく一部となっています。入院期間も短くなってきています。

　入院ではない治療は，「地域精神医療」と呼ばれます。これには，病院の外来に通院して処方を受けることも含まれますが，他に，デイケアやさまざまな社会復帰援助があります。デイケアは病院で開催される場合もありますし，保健所等で開催されていることもあります。これらが充実し，入院治療からの移行を丁寧に行うことで，以前より早く退院できるようになっているのです。地域での治療にはさまざまな工夫がなされています。

📖　解説 5 ：入院について

　発症後早めに受診した場合は，外来で薬物を服用することで症状は落ち着くことが多い。統合失調症だから入院をしなくてはいけないということはない。以前よりも，社会全体で，統合失調症が軽症化しているとも言われている。入院を要するのは，受診が遅れたり治療を中断することによって幻聴や妄想などが進んでしまい，自分を傷つけたり人を傷つけたり（自傷他害）しようとした場合である。また，薬剤の副作用が出やすく，外来では薬剤の調整が難しい場合なども入院となることがある。自分が病的状態にあり治療の必要があることが自分で理解できず，自傷他害の危険がある場合は，医療保護入院[7]，措置入院[8]などの入院が行われる。

　歴史の中では，座敷牢のような環境で何のケアもない状況よりは，専門的な病院に入れる方が人道的という時代もあった。しかし，海外では，長く施設にいることによるインスティテューショナリズム[9]が問題となり，できるだけ入院期間を短くする努力が行われた。施設から出すことが何より大事と考えられた時代もあったが，出しただけでは，家族の反応によっては再発

を引き起こすという上記の感情表出研究の蓄積により，地域でいかに安定した生活をするかについてさまざまな工夫がされてきている。

　日本では統合失調症への偏見がなかなか解消せず，一旦発症すると家族が引き取らず入院が非常に長期化するケースも多かった。このような，医学的な必要性からではない「社会的入院」は，人権の面から世界的にも問題となった。現在では，治療資源も充実し，治療は地域で行うのを基本として，必要な時だけ入院という考え方になってきている。自宅から作業所に通ったり，デイケアに通い，SST などのグループワークを行うと，社会復帰に役立つ。また，身体障害や知的障害と同じように，精神障害の場合も「精神障害者保健福祉手帳」*10 があり，当事者の社会参加を促している。精神障害者のための雇用も行われている。

　この回では，統合失調症の精神病理の特徴となぜ薬物療法が必要かを理解していただくために，妄想の思考内容は合理的でないと説明してきた。一方で，地域で統合失調症の方を援助する場合は，合理的ではないという理解はした上で，当事者ご本人はそれに対してどのように対応しようとしているのか，妄想がどのようにご本人の生活に影響しているのかなどを詳しく知る必要が出てくる。近年は，「当事者研究」や「オープンダイアローグ」という考え方*11 もある。これらのアプローチと医療の連携については今後も研究が行われていくと思われる。

　地域で結婚，出産する患者さんも増えている。これは大変喜ばしいことだが，統合失調症を抱えながらの子育てには，援助が必要な面も多々ある。統合失調症の症状が治療でコントロールされていないと，子どもに強い恐怖や不安を引き起こしたり，場合によっては，親の症状は自分のせいだという自責の念を起こすことがある。子どもが 1 人でこれらの感情に向き合わなければならないような状況は絶対に避けるべきである。この領域は，統合失調症の患者さんの大半が入院して過ごしていた時代の教科書には書かれていないことであり，今後，精神科医が，地域の保健師等と協力しながら，知識を積み上げていく必要がある（当事者の著作『わが家の母はビョーキです』等参照）。

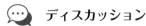 **ディスカッション**

　児島さん（保育士）：私が対応したお母さんの背景がわかった気がします。統合失調症を抱える母親について学生時代に習った記憶はなく，保育職としても知識をもつことが必要だと思いました。

　小川さん（小学校教諭）：一般の人が統合失調症にあまりなじみがないのは，入院したままの患者さんが多く，地域であまり見かけなかったということも関係しているのでしょうか。どこかで，統合失調症は人口の１％と読んだことがありますが，それならばもっと身近に目にしてもよい気がします。

　講師：そうですね。有病率はほぼ１％と考えてよいでしょう。町のバリアフリー化が進むことで，最近は，身体面の障害の方を地域で見かけることが普通になってきました。精神疾患についても同じです。今後は地域で，職場で，保育園で，珍しくない疾患になっていくのではないかと思います。

　福山さん（精神保健福祉士）：精神科病院や地域の保健所でデイケアをやっていたり，精神保健福祉手帳もあるし，障害者としての雇用もあります。ぜひ精神保健福祉士に相談していただきたいです。

　西湖さん（臨床心理士）：スクールカウンセラーとか，職場のカウンセラーとして接している中に，統合失調症の初期の方がいらっしゃる可能性があるということを今回再認識しました。決定的な陽性症状がないと診断は難しいですが，安易に「あまり気にしないで」とか「気分転換したら」と言うのではなく，この可能性をもって経過を見ることが大事だと思いました。

　講師：統合失調の初期については，近年研究が進んでいます。やはり，できるだけ早く発見して早く対応すると経過がよいと考えられています。

 解説６：早期発見

　発症の初期の段階で，統合失調症を診断するのは簡単ではない。統合失調症だと気付かれやすいのは，どちらかと言えば，幻聴や妄想などの陽性症状である。これらが出現すれば，周囲も何か病的なことが起きていると気付くものだが，よく観察すれば，その前に，無気力，本人が「頭の回転が悪く

なった」と感じるような陰性症状がみられることが少なくない。しかし，統合失調症は10代〜20代に発症しやすいので，若者の無気力は「引きこもり」「思春期の悩み」として精神科受診には至らないことが多い。

　近年は，診断基準を満たすような統合失調症になる前に，At Risk Mental State（ARMS）という状態があり，この段階で発見することが重要だと考えられている。例えば，ごく軽い陽性症状があったり，家族の中に統合失調症がみられたり，対人交流が豊かでないタイプで，社会適応が急に落ちてきた場合などである。これらの事例に，症状によって薬物療法を行ったり，認知行動療法を行うことで，激しい陽性症状への発展は抑えられ，社会適応も向上すると考えられている[2]。これらの治療は早期介入と呼ばれている。

文　献

1 ）French P, Morrison AP 著／松本和紀・宮越哲生訳（2006）統合失調症の早期発見と認知療法—発症リスクの高い状態への治療的アプローチ．星和書店．
2 ）高村光太郎（1989）智恵子の半生．昭和文学全集 4，pp. 545-553，小学館．
3 ）Vaughn CE, Leff JP（1976）Family and social factors on the course of psychiatric illness. British Journal of Psychiatry, 129: 125-137.

さらに学びたい人のために

〈専門書・ガイドライン〉

French P, Morrison AP 著／松本和紀・宮越哲生訳（2006）前出．
池淵恵美（2019）こころの回復を支える精神障害リハビリテーション．医学書院．
石丸昌彦・広瀬宏之（2016）新訂 精神医学特論（放送大学大学院教材）．放送大学教育振興会．
Leff JP, Vaughn CE 著／三野善央・牛島定信訳（1991）分裂病と家族の感情表出．金剛出版．※感情表出（EE）研究の基本的参考書．
日本神経精神薬理学会（2016）統合失調症薬物治療ガイドライン．医学書院．
大熊輝雄著／「現代臨床精神医学」第12版改訂委員会編（2013）現代臨床精神医学．金原出版．
尾崎紀夫・三村將・水野雅文・村井俊哉編（2018）標準精神医学第 7 版．医学書院．※精神疾患が登場する映画の紹介ページがある．
臨床心理学増刊第 9 号（2017）みんなの当事者研究．金剛出版．
斎藤環著・訳（2015）オープンダイアローグとは何か．医学書院．

精神医学講座担当者会議監修（2012）統合失調症治療ガイドライン第2版．医学書院．

Stahl SM 著／仙波純一訳（2016）精神科治療薬の考え方と使い方 第3版「ストール精神薬理学エセンシャルズ」準拠．メディカル・サイエンス・インターナショナル．

鈴木丈・伊藤順一郎（1997）SST と心理教育．中央法規．

浦河べてるの家（2005）べてるの家の「当事者研究」．医学書院．

Vaughn CE, Leff JP（1976）前出．　※感情表出（EE）研究の初期の代表的論文。高EE 家族と暮らす患者は再発が多いことを示した。

渡邊博幸（2017）統合失調症治療イラストレイテッド．星和書店．

〈当事者・家族による著作〉

中村ユキ（2008）わが家の母はビョーキです．サンマーク出版．　※母親の統合失調症の病状を子どもの立場から描いた漫画。

高村光太郎（1989）前出．　※詩人・彫刻家高村光太郎が妻の病気について書いた随筆。

【注】

＊1　統合失調症は，英語では schizophrenia である。Schizo は，scissors（はさみ）にもみられるように，分裂する，切断するという意味であり，精神分裂病という訳はほぼ英語と同じ意味である。しかし，日本において「分裂病」「分裂症」という言葉は，「落ち着いているように見えても突然何をするかわからない人」のような意味にも用いられるようになり，差別的なニュアンスがあることから，2002年以降は統合失調症という訳語が用いられている。英語では今でも schizophrenia のままである。

＊2　ドパミン（ドーパミン）dopamine は，機能から言うと「神経伝達物質」の1つであり，化学構造から言うと「モノアミン」の1つである。モノアミンとは，アミノ基をその構造の中に1つ（モノ）含むという意味で，他にセロトニン，ノルアドレナリンなどがある。統合失調症の幻覚や妄想はドーパミンの働きが過剰なために生じるとも言われている。

＊3　英語では，expressed emotion と言うが，「EE 研究」と略されることも多い。批判的だったり巻き込まれすぎの家族は高 EE 家族，そうでない場合は低 EE 家族と言われる。Vaughn と Leff が1976年に示した研究[3]では，高 EE 家族と過ごす患者さんに再発が多いということに加え，家族が高 EE であっても，接触時間が短ければ再発が抑えられることが示された。この結果だけを見ると高 EE 家族は避けるしかないように見えるが，その後，家族にも心理教育や援助を行えば，高 EE は低 EE になる可能性もあること，また，家族が闘病を支える際の負担感とその軽減

についても配慮されるようになった。なお，Vaughn と Leff の研究は，再発防止には薬物療法も重要であることも示している。

*4　1960年代から開発された抗精神病薬は，幻覚や妄想には効果があり，統合失調症の治療を劇的に変えたが，下記の錐体外路症状のような副作用が強かった。その後開発された非定型抗精神病薬，第2世代の抗精神病薬は，ドパミンだけではなく，セロトニンなどにも影響を与えると言われ，幻覚妄想は軽減するが，副作用の様相が以前の抗精神病薬とは異なっている。錐体外路症状は少ないのに対し，高血糖や肥満などがあるため，副作用のチェックは必要である。体重増加を嫌がって，服用しないケースも見られる。抗精神病薬は統合失調症以外の強い不安や衝動性に対しても処方されることがある。

*5　「錐体外路」というのは，脳から筋肉への指令を伝える神経の通り道で，筋肉の緊張を調整する神経が通っている。「錐体外路症状」というのは，抗精神病薬でドパミンの作用をブロックした影響で，この神経の働きが通常とは異なってしまうもので，手の震え，顔の表情が乏しくなるなどの症状がみられる。パーキンソン病は脳内のドパミンが少なくなってしまう疾患だが，これに類似した症状が出るので，パーキンソン症状と言われることもある。

*6　SST（Social Skills Training）というのは，対人場面で必要となるような対話や対応を「スキル」（技術）としてトレーニングすることである。「頼まれた時に断る」「遅刻した時に説明する」などは，健康な人にも負担を感じる場面だが，何とかその場を切り抜ける説明はできることが多いだろう。精神疾患をもっていると，このような対応が難しくなってしまうことがある。実際に対話を実施する「ロールプレイ」などを行いながら，スキルを身に付けていく。

*7　治療が必要な病状なのに，本人に，自分が治療を要するという認識がない場合に用いられる入院制度である。精神保健指定医という資格をもった精神科医の判断が必要となる。

*8　症状が重症で，本人が治療の必要を認めないというのみにとどまらず，ただちに治療をしなければ，自傷他害の恐れがある場合にとられる入院形態である。精神保健指定医2名の判断を必要とする。医療保護入院や措置入院以外の入院形態には，任意入院（自分で入院治療の必要性を理解し，入院に同意する場合），緊急措置入院（措置入院が必要と考得られる状況だが，指定医が1名しかいない場合，72時間に限り認められる），応急入院（自傷他害の恐れはないものの，入院治療が必要で，本人の同意が難しい場合）などがある。応急入院は，全生活史健忘など，自分のアイデンティティ情報をもっておらず署名ができない場合などが含まれるが，数は少ない。

*9　インスティテューションとは，「大きな施設」という意味で，大きな精神病院，刑務所，軍隊などを指す。このような施設の生活は，規則が多く，自由な行動は

大きく制限されている。このような環境で長く生活すると，もともと健康な人であっても自発性が失われていく。このような施設生活の弊害をインスティテューショナリズムリズムという。精神疾患の場合，統合失調症など疾患の症状として無気力などの陰性症状もあるが，長い入院を強いられた時代の当事者にはインスティテューショナリズムも加わっていたと考えられている。このような弊害を防ぐために，地域で治療していくことを脱施設化（disinstitutionalism）という。

*10　障害者の社会参加や自立を目的としたもので，交通費の割引や税金面の控除などがある。精神障害者の手帳は，2年間という有効期限があり，必要ならば更新するが，症状が改善すれば手帳は持たないというケースもある。

*11　広義の「当事者研究」は，女性の立場からの女性学研究，マイノリティの立場からのマイノリティ研究などである。精神医学の領域では，北海道「べてるの家」で長年実践されてきた統合失調症患者による当事者研究があり，狭義にはこのことを当事者研究と呼んでいる。当事者が幻覚や妄想のことを「研究」として積極的に語り，そのことで周囲も理解を深める。また，フィンランドでは，患者の言葉を独り言（モノローグ）とせず，周囲に開く対話（ダイアローグ）としていく実践があり，日本でも紹介されている。医療職以外の対人援助職がこの形式の対話を行う時には，医療職との連携の中で実践するのがよいだろう。

第**4**回

気分障害１：うつ病
──「心の風邪」なのか？──

授業のはじめに

　この章では，うつ病や躁うつ病など気分の変化を中心とするいくつかの疾患について学びます。これらをまとめて呼ぶ呼び方はさまざまですが*1 ここでは，気分障害という言葉を使います。

　まず，うつ病から考えてみます。症状は多岐にわたりますが，憂うつな気分が基本的な問題です。気分の落ち込みは多くの人が経験すると思いますが，「うつ病」という場合は，多くの人が経験する「嫌なことがあって，嫌な気分になった」という状態とは少し違うのです。「嫌なことがあって，嫌な気分になる」のは多くの人が経験するので，その体験からの推測でとらえると，重い範疇の「うつ病」であっても軽く見がちということがあるかもしれません。症状が軽いうつにはそれに適した対応がありますので，症状をよく評価することが重要です。

💬 ディスカッション

　中原さん（中学校教諭）：同僚で，うつ病の診断で休んでいる人がいます。皆が忙しい中，どうして彼だけがうつ病になってしまったのでしょう？　教員の仕事はエネルギーが必要なので，しっかり治してきてほしいという思いです。

　児島さん（保育士）：産後のうつ病の診断書が医師から出ていて，そのため子育てが難しいということでお子さんを保育園に預ける方が増えています。そのような中には，病気というよりもともとそういう性格なのでは？　と思える方もいます。励ましてはいけないと聞くので，どのようにアドバイスをするか，いつも試行錯誤です。

　福山さん（精神保健福祉士）：精神科病院では，アルコール乱用とうつ病とか，

パニック障害とうつ病とか，神経性過食症とうつ病とか，他の診断との合併が多い印象があります。こういうケースは，ほとんど皆抗うつ剤を処方されているようなので，気分の問題が根本的な問題なのかなと思います。このあたりがまだすっきりと理解できません。

　西湖さん（臨床心理士）：児童精神科でうつ病という診断を受けた子もいます。子どもの抗うつ剤の処方は賛否両論*² あるそうで，その子には処方は出ていません。子どもの場合は，やはり周囲が理解をして家庭や学校のストレスを軽減することが大事なのかなと思っています。

　講師：うつ病については，多くの人が身近に体験していますね。症状の程度は個人によりさまざまですが，ここでは，ある女性（40代主婦）の，典型的なうつ病の事例を見てみましょう。精神科での治療が必要なうつ病の例です。

😐 ²考えてみよう——「死にたい」ともらす40代女性，主婦Bさん

　【生活歴】 夫と中学生の息子との3人暮らし。生来健康である。真面目な性格で，家事は手が抜けない。

　大学を卒業し，会社勤めの後，友達の紹介で知り合った夫と結婚した。出産前に退社し，専業主婦となった。夫の家族は小学校から私立に行く人が多く，Bさんも夫の両親から受験を勧められた。小学校入試の準備をしたが，希望していた学校には入れなかった。

　息子は，地元の小学校に通いながら，中学受験の準備をし，かなり難しいと言われた第一志望の私立中学校に入学した。

　【既往歴】 児童期に喘息（現在は治癒）

　【家族歴】 母方叔母が産後うつ病（現在は治癒）。母方祖母は40代で卵巣癌で死亡。

　【現病歴】

　息子は，最初は喜んで通学していたが，通学に時間がかかり，また，勉強のレベルが高いため，徐々につらさを訴えるようになった。このため，夫と相談し，中学に近いところに家を購入した。購入にあたっては，夫の両親の援助を受けた。

転居後の忙しさが一段落した頃から，朝なかなか起きられず，息子のお弁当が作れなくなった。このようなことはこれまでになかったことで，自責感が強まった。日中も動悸やめまいがし，食欲もないため，夫の勧めで人間ドックを受診した。しかし，身体的には何も問題なく，精神科受診を勧められた。

　本人も夫も精神科受診には抵抗があったため，すぐには受診しなかった。夫は，本人の元気が出るようにと考えて，温泉に連れて行ったりしたが，「こんなことをしてもらって申し訳ない」と言って泣くなど，むしろ状態は悪くなった。徐々に，「食事をしても砂を噛むようだ」と訴え，夫がそばで見ていなければ，何も食べなくなった。

　家事をしなければと焦るが，掃除を始めてもやり方に迷ってやめるというようなことが多く，徐々に，昼間から横になる日が増えた。夜はうとうととするが，明け方4時には覚醒する。日中もカーテンを閉めて寝ている日が多くなり，死にたいともらすようになった。また，体調が悪いのは，自分も祖母のようにがんがあるからだ，人間ドックでは見逃された，どうせもうすぐ死ぬから自分で死ぬと言い始めた。夫も，対応が難しくなり，付き添って精神科を受診した。

 ## ディスカッション

　児島さん（保育士）：うつ病は「心の風邪」のような表現を聞いたことがありますが，風邪より重い印象ですね。長年家事をやってきているのに，掃除のやり方に迷ってしまうようなことがある，というところに驚きましたが，そんなことがあると，これでまた自信を失うのだろうというのは想像できます。

　小川さん（小学校教諭）：夫に対して，申し訳ない，といっているのが印象的です。元気が出ない，とか自信がないというレベルを超えていますね。

　講師：そうなのです。嫌なことがあって落ち込んだ人，というイメージを超えた部分が読み取れると思います。では，詳しい解説の前に，皆さんならうつ病にどう対応するか考えてみましょう。

考えてみよう——うつ病の妻にどう対応する？

もしあなたがBさんの夫だったらどのようなど対応しますか。転居後Bさんが体調を崩した時，人間ドックで精神科受診を勧められた時，温泉に連れて行ったのに泣き出した時など，各段階で考えてみましょう。

中原さん（中学校教諭）：最初の，朝起きられなくて動悸がする，というあたりでは，やはりどこか身体が悪いんじゃないかと思って，内科を勧めると思います。

加護さん（病院看護師）：男性の立場になって考えるのは難しいですが，自分の親に援助を受けて家を買ったのに，具合悪くなるなんてまずいなと思うんじゃないでしょうか。きつい旦那さんなら奥さんを責めるだろうし，優しい旦那さんなら，自分の親が関わったのが負担だったかなと悩むだろうし……。

講師：では，人間ドックの医師から精神科を勧められた段階ではどうでしょう？

仁田さん（医学生）：自分だったら，医者に言われれば精神科に行くと思いますけど……。

児島さん（保育士）：私がBさんの夫だったら，やはり何か元気が出ることはないかと考えてあちこち連れて行ったり，元気が出るものを食べさせようと思うのではないかな。

講師：あれこれやってもどんどん悪くなっている後半ではどうでしょうか。

小川さん（小学校教諭）：当惑しますよね。ストレスがあるからストレス発散させようとしたのに，どうしてうまくいかないのだろう，と悩むと思います。自分が関わるとどんどん悪くなるので，自分のせい？　と思うかもしれません。

講師：そうですよね。身近な人がどう行動するかは，状況をどう理解するかによって変わります。誰にでもみられるストレスへの反応，というには強すぎる症状が出ているのに，ストレス発散的な対応をしてしまうご家族が多いと思います。

　ではまず，うつ病の症状とはどのようなものか，軽い落ち込みとはどのように違うか，もう少し詳しく見てみましょう。

解説1：うつ病の症状

うつ病には，強い「抑うつ気分」*3や悲観的な気分があるが，これは，朝起きた時に最もひどく，その後やや和らぐという「日内変動」があるのが特徴である。悲観的気分が強いと，生きていても仕方がない，死んだ方がいいという考え（希死念慮）が強まり，自殺企図をしてしまうこともある。

不眠もほぼ必発の症状で，寝つきが悪い「入眠困難」，浅眠，中途覚醒などもみられるが，うつ病に最も特徴的なのは「早朝覚醒」である。日頃は7時頃起きていた人が，4時ごろ覚醒してしまい，起きた時の気分が強いうつであれば，「うつ病」である可能性が高い。

そして，集中力が低下し，できるはずのことができなかったり，単純なミスをしたりしてこれがまた抑うつ感を強めることになる。決断力も低下し，家事をしようとしても，なかなか進まなかったりする。身体を動かすのも億劫な「精神運動制止」という状態になることも多い。

食欲は低下し，体重は減ることが多い。無理に食べようとしてもBさんのように，味がわからないこともある。睡眠と食欲の両方が低下することがほとんどだが，季節性うつ病の場合など，過食過眠型のうつ病もある。

また，Bさんのように，自分には病気があるに違いないという「心気妄想」，将来はお金がなくなってしまうに違いないというような「貧困妄想」，悪いことをしたので罪を背負わなくてはいけないというような「罪業妄想」などが表れることがある。言っていることが現実に合わず，訂正不能という意味で妄想と言えるが（→第2回），うつ病の悲観的気分の影響で二次的に生じるものなので，二次妄想と言う。妄想が強いものは躁うつ病（→第5回）に近いという説もある。

うつ病患者さんの中には，抑うつ感や非哀感よりも，体調の悪さを強く感じるケースもある。内科を受診することが多く，このようなタイプは「仮面うつ病」と呼ばれてきた。Masked depression の訳だが*4，masked という英語は，マスクされた（隠された）という意味なので，仮面をかぶっているというよりは，「身体症状に隠されたうつ病」「隠れたうつ病」（すぐにうつ病とはわからないうつ病）という方が英語に近い訳であろう。

経過については，一度うつ病になったら一生うつ病のままというわけではない。「うつ病エピソード（うつ病相）」という言葉があるように，始めと終わりがある場合が多い。生活に支障をきたすほどのうつ病相は，通常は2〜3カ月である。パーソナリティ障害やアルコール乱用など併存疾患があると，うつ病相が長引く場合もある。長いものは，「うつ病」というより，持続性抑うつ障害と判断される場合が多い。

　近年，うつ病を体験された方による書籍や漫画などが出版されるようになった。多くの人が体験する軽い落ち込みとは違う様子，回復過程などを知る上で参考になるだろう。

💬 ディスカッション

　小川さん（小学校教諭）：悩み事があると，いろいろ考えてしまって寝つきが悪いというのは経験したことがあるのでわかりますが，4時に目が覚めてしまうというのは，やはり何か普通とは違う感じがします。脳のメカニズムのどこかに不調があるのですね。

　児島さん（保育士）：私も産後に，少しうつっぽくなったことがあります。一番ひどい時期は，漢字が書けなくなったり計算ができなくなったりして，認知症になったのではと思ってますます落ち込みました。私の場合は，「産後はそういうこともある」，「しばらくすると治る」と周囲に言われて，あまり悩まずに済んだのですが，Bさんのように完全主義の人だと，できないことで愕然として，ますます悲観的になったり自分を責めたりするのかも……。

　米田さん（管理栄養士）：温泉に行ってもリラックスできなかったのは，Bさんが好きなことではなくて夫の考えを押し付けたからなのでしょうか。Bさんが好きなことをさせても，気分は変わりませんか。

　講師：うつ病で症状が強い時期は，好きなことをやっても気分が変わらないのです。好きなはずのテレビ番組を見ても，好きなはずの音楽を聴いても，ただうるさく感じられてしまいます。

　木部さん（部活スポーツ指導者）：それはつらいですね。

　福山さん（精神保健福祉士）：周囲の人も，どうやって気分転換させようかと

途方にくれますね。

中原さん（中学校教諭）：人間ドックで調べたばかりなのに「がんに違いない」と思い込んでいるようなのは，妄想なのですね。妄想とは気付かず，「そんなことないでしょ」と否定してしまいそうです。

講師：そうなのです。うつ病には叱咤激励はいけないと言われますが（→64頁），相手がうつ病ということに気付かないと，周囲の人の立場から見ると，叱咤激励したくなる要素が揃っていると言えます。

📖 解説2：うつ病 vs 抑うつ神経症

Bさんのように，普通の人にはなかなか追体験できないうつ病は，以前は「内因性うつ病」と言われていた。外から加わったストレスなどで説明できるものでなく，脳内の代謝など，何か身体の中に問題が生じているというイメージである。うつ病になりやすい体質の人とも言える。これに対し，悩みを抱えやすい性格にストレスが加わって発症するものは抑うつ神経症，神経症性抑うつなどと呼ばれる。しかし，このような「内因性」とか「神経症性」という表現は，原因を特定しすぎるので徐々に使われなくなった。

DSM-Ⅳでは，従来の内因性は「大うつ病」，少しうつの程度が軽く長く続くものは「気分変調症」という名称が用いられた。DSM-5では，ほぼ同じ内容を「うつ病」「持続性抑うつ障害」と呼ぶようになった。内因性うつ病，大うつ病，うつ病と呼ばれるのは，食欲や睡眠も不十分となる重症の方を指し，この3つの疾患名はほぼ同じものを指している。軽い方については，「抑うつ神経症」は本人の性格との関連を重視し，「気分変調症」「持続性抑うつ障害」の方はうつ病の軽い症状が長く続いているというところに注目した病名である。治療としては，「うつ病」は，説得や気分転換だけでは困難であり，休養することや薬物療法が必要だと言える。

表4にこの特徴をしめしたが，ここに挙げたのは典型例の症状であり，個々の患者さんについては，両方の特徴があってややうつ病の要素が強いというような表れ方の場合も多い。

表4　大うつ病とそれ以外のうつ（典型例）

DSM-5での病名	うつ病	持続性抑うつ障害
重症度・持続度の概要	「うつ病」と診断されている時は症状は重症	一時点での症状は「うつ病」より軽いが長く続いている
DSM IVでの病名	大うつ病	気分変調症
別の呼称	内因性うつ病	神経症性うつ病 抑うつ神経症 抑うつ状態
日内変動	あり（朝の調子が悪い）	なし
睡眠障害	・早朝覚醒，浅眠 ・過眠型もある	入眠困難
食　欲	・顕著に低下 ・味がわからないなどの訴えあり ・過食型もある	低下傾向
体　重	大きく減少	減ることもある
精神運動制止*5	強い	強くない
治療（典型例）	抗うつ剤 病状が強い時は心理的治療は不向き	抗うつ剤が効果がある場合もある 心理的援助が重要

 ディスカッション

　児島さん（保育士）：発症のきっかけは，この2つの型で違うのでしょうか？
　講師：昔の教科書には，内因性うつ病は特別なきっかけがなく発症することもあるという記述もありました。「内因性」の人は，うつ病の素因が本人の中にあるのが一番の発症の要因なので，きっかけなく発症することもあるという考え方だったと思います。
　最近は，職場のストレスで，うつ病になり自殺するというような事例も多いことが知られています。ストレスへの反応性のものだから軽いとは言えませんし，重いうつ病にもきっかけはあるということです。ストレスへの反応で，うつ病的になる場合もあれば，もともとの性格と関連した神経症的なものもあり，中間段階もしばしばみられます。

加護さん（病院看護師）：統合失調症では，原因は1つには特定できないというお話でした。うつ病でもそうなのでしょうか。Bさんの場合，叔母さんがうつ病だったことがあるというのが気になりますが…。

　講師：そうですね，うつ病でも，さまざまな因子が関係します。もちろん，身体疾患の可能性も確認しなければいけませんが，身体疾患が除外されたとして，うつ病の背景にはさまざまな要因があります。

 解説3：うつ病の原因

1．遺伝負因

　うつ病においても，家族歴，つまり遺伝の要素もあると考えられている。統合失調症と同じで，うつ病固有の遺伝子があって，それが親から子へ伝わるというような遺伝ではない。しかし，うつ病の患者さんをたくさん集め，その親を調べると，うつ病でない人々の親よりもうつ病が多い。このような，たくさんの患者さんを調べて統計学的に出てくる差なので，1人ひとりの親子関係を見ると，親がうつ病だから子どももうつ病になると予言はできない。しかし，親がうつ病でない場合に比べれば，うつ病になる可能性は高いと言える。これは，糖尿病や高血圧の遺伝と同じイメージである。親が高血圧でも生活習慣に気を付ければ発症しない場合が多いように，家族にうつ病がいる場合，このことで劣等感をもつのではなく，うつになりやすいかもしれないから気を付けよう，というふうにとらえるのが望ましい。家族にうつ病の人がいて，遺伝も関与している可能性がある場合，「遺伝負因」があると表現する。

2．ライフイベント

　もうひとつ，うつ病の発症と関連があると言われているのは「ライフイベント」と言われるものである。「きっかけ」に相当する部分である。イベントとは，出来事という意味で，「生活上の出来事」「生活史上の出来事」と訳される。ライフイベントと言う時は，小さな出来事ではなく，生活が変わるような大きなイベントを指すことが多い。例えば，就職，結婚，転居，肉親の死，大きな病気などである。これらがどの程度うつを起こすかは以前から

研究されてきた。肉親の死がうつをもたらすのは想像しやすいが，このライフイベント仮説によると，「昇進うつ病」など，周囲から見ると望ましいことでも，うつ病のきっかけになることが知られている。昇進は喜ばしいことだが，本人にとっては，責任が重くなったり，職場の人間関係が変わったり大きなストレスになることもあるのである。周囲が「贅沢な悩みだ」「昇進できなかった人のことも考えろ」などと言うと，「自分はおかしい」，「自分の悩みは絶対に人に言ってはいけない」と思ってしまい，うつが深まることになる。「引っ越しうつ病」もよく知られている。事例で挙げたBさんも，引っ越しがうつ病の直接の引き金であった。引っ越しは，念願のマイホームを建て，喜ばしいはずの出来事であるが，それでもローンを抱えたり，Bさんのように，出資してくれた義理の両親に引け目を感じたり，引っ越しにより，慣れていた生活圏や友人から離れてしまうなど，ストレスとなることもある。

　アメリカのホームズとレイは，多くの人々を調査して，誰でも使えるようなストレスの大きさのランキング表を作り，この考え方はよく知られるようになった。しかし，生活上の出来事が個人に及ぼす影響は，個人によって非常に異なるのが現実だろう。発症の前に，どのようなストレスを強く受け止め，どのようなストレスは乗り越えられていたかを知ることが，その人の世界観を知るきっかけになり，治療に役立てられることもある。なかには，過労が続いて本人は気付かないうちにうつが始まっており，そこで起きた小さなきっかけでひどく自信を失い，その出来事が，一見，「うつ病の原因」に見えてしまうこともある。不注意で物を失くしたとか，約束を忘れていたなどである。日頃そのような失敗がある人か，この程度のストレスには対応できる人なのかどうか確認すると，どこからうつ病が始まっていると考える際のヒントになる。

3．性格

　「真面目すぎる人がうつになる」と一般にも言われるが，これは確かに当てはまることが多い。真面目すぎ，融通が利かない，完全主義等の傾向が強いと，上記のようなライフイベントに柔軟に対応できない。疲れた時は休むことができる人だと，不調が軽いうちに気分転換ができるだろう。真面目す

ぎ，融通が利かないタイプは，疲れや不調への気付きが遅いとも言いかえることができる。もちろん，疲れた時は休むタイプでも，その対処法を上回るストレスがかかることもあるので，絶対にうつにならないということではない。

ドイツのテレンバッハという精神科医は，「メランコリー親和型性格」という言葉を用いて，この生真面目な性格を表現した。日本やドイツにこのような性格の人が多いかどうか詳しいデータはないが，真面目さが美徳とされやすい社会では，真面目すぎに問題があることが気付かれにくい面があるかもしれない。もっとも，日本でも真面目すぎタイプは減っているとも考えられており，性格とうつ病の関係は今後も観察が必要だろう。

ディスカッション

児島さん（保育士）：確かに，何がストレスになるかは人によって違いますね。友人で，飼猫が死んだことで，1年くらい調子が悪かった人がいました。悲しいのはわかるけど，眠れなくなったりやせたりするほどというのは理解できなくて，しっかりしなさいと言ってしまいました。今考えると，うつ病だったのかもしれません。ペットの死は彼女にとっては大きなライフイベントだったのですね。

講師：もともとはそのようなストレスは受け止められそうな方ですか。

児島さん：そうなんです。もっと大変な経験を乗り越えてきた方です。でも，数年前にお子さんが自立して遠方に行ってしまい，一人暮らしだったというのは大きいかもしれません。

講師：そうですね。生活環境とライフイベントが重なっての発症だと考えられます。

さて，うつ病は，生涯有病率は 男性で1割弱，女性で1〜2割と言われていて，人生のどこかで体験する頻度は高いものです。どのような状況で発症するうつ病も，基本的な症状は同じですが，特殊な状況で発症し，「○○うつ病」というふうに呼ばれるものもあります。例えば次のような場合です。

解説4：特別な状況のうつ病——産後うつ病

　出産後には，マタニティーブルーという一過性の病態がある。これは産後に涙もろくなったり落ち込んだりするもので，特に治療は要さず回復することが多い。これと間違えられやすいが，マタニティーブルーが表れる時期を過ぎた後に，不眠，食欲低下や集中力困難，決断困難等のうつ症状が表れることがある。マタニティーブルーは経験してないこともある。産後うつ病は，本人の生活に支障をきたすだけではなく，育児にも影響することが多い。

　育児について，細かい点について何度も質問をしたりするので，相談を受けた人がうつ病だということに気付かなければ，「育児不安の強いお母さん」にみられがちである。このため，育児相談などに行っても，「完璧育児を目指さなくていいですよ」というような軽い対応で終わってしまっていることも多い。うつ病の場合はうつ病としての治療が必要となるため，育児不安の相談ケースはうつ病でないかどうか，いつも念頭に置いておく必要がある。

　通常の時期のうつ病では，「自分は会社には役に立たない人」，「いるだけで迷惑をかける」というように，自分の将来に関して悲観的な考えをもちやすいが，産後うつ病の場合，子どもが正常範囲の発育，発達をしていても，「他の子より遅いのではないか」「この子は障害児で，ちゃんと生きていけないに違いない」など，子どもの将来に対する悲観的な感情をもってしまうことも少なくない。これは，「自分は母親失格」という自己否定を伴うことが多い。悲観的な気分が非常に強い時に，嬰児殺しにつながる場合もあるので，正しい診断が必要である。

　治療は，うつ病の診断が当てはまり，本人の生活にも子育てにも大きな影響が出ていれば，薬物療法が必要となる。抑うつ感や将来への悲観が強く，子どもの安全が確保できない時は入院治療を行う。抗うつ剤の一部は母乳にも移行するが，その程度は薬物によって異なる＊６。本人が薬物療法を望まず，また絶対に薬物療法が必要な重症度でない場合は，①睡眠時間をできるだけ確保する，②子育てに援助を頼む，③本人がもともと気分転換としていたような趣味などの時間を定期的に確保する，などの方法で経過を観察するが，④症状が悪化すれば薬物療法や入院など次の方法を考えることを伝えて

おくことが必要である。

 ## ディスカッション

福山さん（精神保健福祉士）：出産直後は，睡眠時間の確保というのも難しい状況ですよね。

講師：そうですね。毎日でなくても週2〜3日は，ある程度、夜間の睡眠時間を確保できるよう，家族が子どもの世話をするなど協力体制が必要となります。

それでも眠れない場合は，本格的な抗うつ剤による治療ではなく，睡眠導入剤を週に2〜3回使うという方法をとる場合もあります。これは精神科でなくてもかかりつけの内科などでも処方をお願いできます。それも難しい場合は，②の子育て援助の人材が来ている時間に昼寝をするなどの方法があります。

子育て援助については，援助を受けることで，ますます自信を喪失しないよう，配慮が必要です。家事の援助以外に，最近は子どもを短時間預けられるファミリーサポートなどの事業をもっている自治体が多いです。これを活用して，身体を動かす，映画を見る，ウィンドーショッピングをするなど，自分が元気が出ることをやってみるとよいでしょう。中等度のうつならば，定期的にそのような自分の時間をもつことで，うつの進行を止められることが多いです。

児島さん（保育士）：定期的にというのがよいのでしょうか。

講師：はい，定期的に自分の時間がもてることがわかっていれば，イライラする日があっても，「明後日になれば気分転換ができる」と考えて乗り越えることができます。このような環境を整えても，元来好きなはずのことをやる気にもならない，あるいはやっても元気が出ないという場合は薬物療法が必要だと言ってもよいでしょう。自分を取り戻せるはずの趣味等の時間を確保しても悪化するということになれば，これはうつ病だということが，本人にも周囲にも納得していただきやすいと思います。

援助者側としては，睡眠を確保する，生活の負担に援助を頼む，定期的に気分転換をするなどをお勧めしつつ，時々状況を確認するという積極的な経過観察が必要になります。最初は絶対に精神科の治療は嫌だとおっしゃっていた方でも，生活上の負担を取り除いても症状が良くならないことがわかったり，援助の手が

なく，そもそも負担を取り除くことが難しいことがわかって，専門家の治療を希望される方もいらっしゃいます。

　漫然とした経過観察ではなく，生活を改善していただきながら，定期的に状況を確認するというのは，産後に限らず，中等度のうつ病の時には大事なことです。

　菊池さん（地域保健師）：保健センターの乳児健診などで，ご本人は憂うつとはおっしゃらず，お子さんの離乳食の食べさせ方とか，アトピーへの対応など，事細かに何度も何度も質問される方がいらっしゃいます。ご説明してもすっきり納得していただけず，後でまたお電話してきたり，ネットで調べたりして，ますます混乱されてしまうようなこともあります。産後のうつ病の可能性があるということですね。

　講師：その可能性は高いですね。離乳食の食べさせ方に正解をくださいという感じで相談にいらっしゃると思いますが，ご本人が食事をとれているか夜眠れているかなどを確認してみて下さい。

 解説5：その他の特別な状態のうつ病

1．季節性うつ病

　スカンジナビア，ロシアなど日照時間の短い国では，冬季のうつ病が多いと言われている。通常のうつ病症状のこともあるが，過食過眠型のうつ病となることもある。たとえて言えば，動物の冬眠に類似した状態である。高照度光療法など，できるだけ光を浴びるという治療なども行われている。

2．子ども（小学生，中学生年齢）のうつ病

　一般に，子どもは基本的に元気でうつ病などにはならないと考えられがちだが，小学生，中学生年齢にもうつ病はある。成人と異なり，「こんなことに悩んでいる」と明確に言語化できない場合も多いことに注意する必要がある。この年齢では，身体がだるい，朝起きられないなど，身体面に症状が表れやすく，「憂うつ」ではなく，イライラが強い場合も多い。不眠のことも多いが，過眠傾向の場合もある。食欲が低下することもあるが過食傾向のこともある。生活リズムが乱れる結果になり，学校にも行きにくくなるので，「さぼっている」「だらしない」と思われがちである。

この年齢の子どものうつ病に，抗うつ剤による薬物療法を行うかどうかについては議論がある[*2]。抗うつ剤は，成人でも，うつ気分の改善より，精神運動制止が改善して身体が動きやすくなる方が早い場合があり，このような時に自殺企図を増やしてしまうことがあるが，子どもでも，自殺行為が表れる事例がある。この年齢では成人以上に，環境の影響が大きいことが考え，家庭や学校の中に過大なストレスがあればできるだけ解決し，心理的援助を行っていくのが基本である。

3．うつ病＋併存症

　うつ病は，頻度の高い疾患である。このため，うつ病の時期にパニック障害やアルコール乱用もみられるというような場合も少なくない。同時ではなく，違う時期に，他の疾患がみられることもある。毎日アルコール乱用を続けながらうつ症状を治療しようとしても効果が上がらないので，このような場合は，アルコールを控えるのが優先である。このように，当事者の訴えが「憂うつ」であっても，うつ以外の症状はないか，全体的に正しく評価することが重要である。抗うつ剤は，うつ病以外の疾患にも効果がある場合があるので，薬物療法によって，併存する疾患にも効果がみられることもある。

　講師：では，このような特徴をもつうつ病をどう治療していくのか考えてみましょう。

 解説6：うつ病の治療

　うつ病の治療にはさまざまなものがある（表5）。

1．安心，安全の確保，休養

　まず，これからうつ病の治療を行うということをご本人もご家族も意識して，安心して休養できる状態を作っておくことが必要である。精神科に通っても，家族に黙っていたりすると休養しにくい。

　治療のためには，安心，安全，休養が大事だと従来から言われている。しかし，うつ病になる多くの人にとって，「休む」ということは，実はとても勇気がいることである。仕事を休めと言われると，「自分は能なしだ」「だか

表5　うつ病の治療

1．安心，安全の確保，休養
2．薬物療法
3．心理的治療（生活の見直し，対人関係の見直しなど）
4．フォーマットの決まった心理療法（認知行動療法など）
5．電気痙攣療法
6．その他（高照度光療法など）

らもう職場には戻れない」と思ってしまうことが多い。事例のBさんも，「家事はしばらく休んで家事援助サービスを頼みましょう」と言われると，主婦としてのプライドをひどく傷つけられたと思ってしまうだろう。このような場合は，「うつ病」という診断名を活用すると，納得が得られることがある。

　診断名をつけられるのは嫌だという人も多いが，診断名を使って，「あなたの能力がないのではなく，うつ病という病気のために，今，一時的に仕事ができなくなっている」「一生の病名ではなく，必ず治る」「休むことが回復の近道で，回復すれば必ず仕事ができるようになる」「また元気になるために，今休むことが大事」というニュアンスを伝えられるとよい。自分イコールうつ病ではなく，今自分は，うつ病という病気を抱えていて，そのために仕事ができにくくなっているというような，うつの問題を「外在化」（→133頁）するイメージがもてるとよい。そうすれば，自分と家族で協力して，困った「うつ病」を何とかするために協力しよう，という回復への道筋が見えてくる。

　真面目な性格の場合，一旦気を緩めると，だらけてしまって二度と前の生活に戻れないのではないかと恐怖感をもつ場合も多い。産後のうつ病で，本人が家事を休んで義母が代行するような場合，今後もずっとばかにされるのではないかと心配したり，義母がいつでも家に出入りすることに不満をもつ場合も多い。休む場所が家庭の場合は，休んでいることを家族から責められたりすると仕事を休んでも休養にならない。「休む」ことは治療上重要だが，きちんと休むためにはさまざまな準備を要する。

　「うつ病」という病名に抵抗が強い場合は，病名を受け入れさせることに長時間かけるよりは，症状が生活に影響を与えている部分についてよく話し

合い，対応を考えていく。

「うつ病」という病名にどのようなイメージがあるかを聞いてみると，病名を忌避する原因がわかり，そのことについて話し合うことでまた考えが変化する場合もある。例えば，うつ病と言われていて自殺した友人がいたり，「うつ病の家系」と配偶者の家族から非難されている場合などがある。

2．うつ病と診断された方への周囲の対応

「うつの人は励ましてはいけない」という話は耳にしたことがあるかもしれない。しかし一方で，「励ましてはいけない」と言われると，声がかけられず，遠くから見ているだけになってしまい，当事者の孤独を深めてしまうという問題も指摘されている。

日本語には，「頑張れ」という言葉があり，この言葉が使われすぎというのが大きな問題だろう。極限まで仕事を頑張ってうつ病になった人に，「頑張れ」というのは酷である。本人は「まだ頑張りが足りなかったのだろうか」「頑張っていない人だとみられているのだろうか」と絶望的になってしまうこともある。このような場合，言った方は，つい口癖で何気なく言っただけで，「働き方が足りない」という意味では言ったつもりはなかったというような場合も往々にしてある。

うつ病の人には，暖かいまなざしや，「戻ってきてまた一緒に働けるのを楽しみにしている」「いつでも連絡してね」「焦らなくていいよ」というようなメッセージは必要である。これらも「励まし」というならば，うつ病の人に励ましは必要ということになる。

一方，「叱咤激励」の意味での励ましは，状況を悪くすることが多い。なかには，「それくらいの失敗でへこたれるな」「そんなことで仕事できなくなるおまえじゃないだろう」などの「叱咤激励」で元気が出るという人もいる。もともと，「喝を入れられる」方が元気が出る性格で，そのようなコミュニケーションが親密さを表すカルチャーの中にあって，しかも比較的軽症の場合である。もし相手が「頑張れ」をどう受け取るかわからない場合は，喝を入れる対応はしない方がよいだろう。

3．薬物療法

うつ病という診断の場合，抗うつ剤（抗うつ薬）による薬物療法が行われ

ることが多い。抗うつ剤の多くは，脳の中でセロトニンの作用を強めるものである。

　抗うつ剤は，1950年代後半から開発されたが，当初は，三環系抗うつ薬といわれる薬物が中心であった。これは画期的な薬物であったが，便秘，口渇，眠気などの副作用も比較的強かった。セロトニンの働きが変わるのには時間がかかるため，気分が上向きになってくるのに1～2週間の時間がかかる。一方，副作用の多くは，薬物のもつ抗コリン作用[*7]によると言われ，飲み始めるとすぐ表れるものである。したがって，抗うつ剤を飲み始めて1～2週間は，副作用ばかり感じて服薬が続けられない場合もある。

　近年は選択的セロトニン再取り込み阻害薬（Selective Serotonin Reuptake Inhibitor: SSRI）と呼ばれる薬物が用いられている。神経細胞間のシナプスには，セロトニンなど神経伝達物質が放出されるが，放出された後，通常その一部は神経伝達の上流の方の細胞に再度取り込まれる。いわばリサイクルされるのが通常の状態である。うつ病患者ではシナプスで神経伝達に関わるセロトニン濃度が低いと考えられている。シナプスを狙って外からセロトニンを投与するというようなことは難しいが，再取り込みをしないようブロックすれば，シナプス周辺のセロトニンを高く保つことができる。これがSSRIの作用機序である。

　SSRIは，三環系抗うつ薬に比較すると，副作用が少ない。しかし，抗うつ効果の発現にはやはり時間がかかる。飲んでぱっと気持ちが晴れるような薬ではない。また副作用がゼロではないので，最初は少量から始め，少しずつ増やして，効果や副作用を見ていくことが重要である。正しい服用法の場合の副作用は少ないとはいえ，処方された薬を自己流に増やしたり減らしたり急に止めたりするのは危険である。

　うつ病の薬物療法の場合，症状が消失し，生活上のストレスも軽減し，再発の場合のサインに自分で気付けて相談の手段もわかっている場合は薬物療法を終了することもできる。一方，何度もうつ病を繰り返しているような場合は，維持療法的に少量の抗うつ剤を継続する場合が多い。

　抗うつ剤を服用する時には，抗うつ剤を服用することで「躁状態」「軽躁状態」などが誘発されてしまう場合があることに注意が必要である。躁うつ

病の章でも述べるが，これは，もともと躁うつ病の傾向をもっている人が抗うつ剤を服用した時に起きる。躁うつ病の最初の表れが「うつ状態」の場合，その時の症状は，うつ病のうつと同じであることが多い。なかには，軽い躁を体験していても，本人はそれが普通だと思いたい気持ちが強く，躁を経験したとは言わない場合がある。このような事例では，目の前の患者のうつ状態を観察した医師は，躁うつ病とは思わずに抗うつ剤を処方するだろう。このような場合もあるので，抗うつ剤の服用は医師の診察を受けながら行うべきである。

　また，子どものうつ病のところで触れた通り，抗うつ剤により，精神運動制止は改善し，行動しやすくなりながら，抑うつ気分の改善に時間がかかる場合もある。抑うつ気分の程度が強い時は，自殺企図について，経過中継続的に注意しておくことが必要である。

　また，稀ではあるが，SSRI の副作用として，セロトニンが急激に増えることにより，「セロトニン症候群」[8]が生じることがあるので，注意する。

４．心理的な治療：心理教育，一般的支持的精神療法，フォーマットの決まった心理的治療

　認知行動療法，対人関係療法，力動的精神療法など，○○療法という名称の治療法がある。これは特別のトレーニングを受けた治療者が，回数やそれぞれの回で扱うべき内容が決まったフォーマットに沿って行うものである。海外では心理的治療は主に心理士が行っているが，日本では，保険診療の中に心理士による心理療法がまだ含まれておらず，今後の発展が望まれる。開業心理士からこのような治療を受けることは可能だが，現時点では，保険診療外の治療となる。

　ネットなどでは，「うつ病には○○療法」というような情報が掲載されているため，それを求めて来院される方も多いが，上記のような治療は必ずしもすべてのクリニックでも実施されているものではない。しかし，うつ病の治療の場合，絶対に「認知行動療法」「対人関係療法」を行わなければ回復しないというわけでない。海外の治療マニュアルでも，まず「ガイデッドセルフヘルプ」[9]的な対応をして，それでも回復しない場合に認知行動療法などを紹介するという流れになっていることが多い。「認知行動療法」など

は，治療効果が研究しやすいのに対し，それ以外のガイデッドセルフヘルプや一般的な対応は，効果研究の比較が行いにくいために（→第2章），効果のある治療リストに挙がりにくい面があるが，治療の基本となる一般的な精神療法だけで改善する場合も多いのである。

　ガイデッドセルフヘルプの内容としては，うつ病について理解する「心理教育」，自分で自分の症状を観察してみる「症状モニタリング」などがある。産後うつ病のところでも見たように，自分がうつ病なのかどうか納得するのに時間がかかる場合もある。うつ病の症状を理解し，自分の症状を観察し，どんな時に気分が低下しやすいかなどがわかれば，それだけでかなり状況が良くなる場合も多い。薬物療法の意味も知っておくことが必要である。

　一般的な精神科診療においては，このように，必ずしも特別のフォーマット通りではない働きかけが行われている。患者さんに支持的に接するという意味で支持的精神療法*¹⁰とも言われている。うつ病の発生にはその人の性格やストレスの感じ方，対人関係のあり方などが影響しているので，薬物療法を行う場合も，並行してこのような働きかけが行われることが多い。特にうつ病を繰り返す場合は，薬物療法と同時に，再発はどのような時に起きやすいか，どのような徴候に気を付けるべきかについてはよく知っておく必要がある。「○○療法をやらない病院はダメ」というふうに考えず，まずは，このような基本的な治療をやってみるとよいだろう。

　フォーマットが決まった治療の代表例である認知行動療法は，表6のように，自分の症状を自分で記録しながら，自分の中の考え方のパターンが，憂うつな気分を作っていることに気付き，他の考え方ができないかを試行していくような治療である。うつ病が重症の場合や併存症がある場合は，症状の振り返りや記録は負担となるのであまり勧められないが，重症でない場合は，自分でもうつに対応していく優れた治療法である。認知行動療法では，これまでの人生の中の最悪の憂うつ感や自己嫌悪を100として，今日のその出来事の後はどのくらいか，というような記録をしていく。「自分はいつもうつ」と思っている人も，客観的に見ると，70だったり80だったりすることを知り，対応ができるようになる。考え方の修正で気分が変わるかどうかも記録していくので，軽症から中等症に向いた治療と言える。

表6 認知行動療法の症状記録の例

状　況	その時の気分 最悪を100% とするとどれ くらい？	背後の考え （自動思考）	違う考えはできる？ 親友ならどう言うだろ う？	その結果，気 分はどう変わ る？
○月○日 バイト先で， 以前もミスし たことをまた 繰り返してし まった	自己嫌悪 70％	自分は何を やっても失敗 する	前より早くミスに気付い てすぐ修正できたんだし， そもそも難しい仕事なん だし，正社員だってでき ない人いるんだし，そん なに気にしなくてもいい んじゃない？	自己嫌悪 40％くらい

　うつ病の症状は，従来は，抑うつ気分が最も根本的な症状で，これを薬物療法で変えなければ，気分から生じる否定的な考えも変えられなかったと考えられてきた。認知行動療法は，考え方を見直すことで気分が変わる可能性があることを示した点が新しい。うつ症状が強い時には，認知行動療法はあまり勧められないが，ある程度回復して再発予防などを考える段階では，薬物療法と併用することもある。

　表6で言えば，生活の中で自己嫌悪や落ち込みをいつも感じている人が，感じていることを「自己嫌悪70％」と自分で記録できるようになっていくことが，まず治療の第一歩である。そして，そのような気分の背後には，自動的にいつも考えてしまうような思い込み（自動思考）がないかを探り，同じ状況で他の人だったらどう感じるだろうかを考えることにより，症状がコントロールできるようになっていく。治療には，記録しながら自分の状態を観察し，よりよい対処法を考えるということと，それを治療者と話し合い，さらによい方法を見つけるという2つの要素がある。最初の段階を自分で進めていく方法はガイデッドセルフヘルプと言われるが（→第11章），このためのワークブックなども出版されている。

5．電気けいれん療法

　一般にはなじみのない治療だろう。うつ病の治療ではほとんどのケースで抗うつ剤を使用するが，肝機能や腎機能が悪く，抗うつ剤が使いにくい場合がある。特に老人で，希死念慮や拒食傾向が強かったり，身体疾患を伴うよ

うな場合は電気けいれん療法が用いられる場合もある。これはかなり古くから実施されている治療で，てんかん患者でけいれん発作の後に精神症状が改善したような事例を観察したことから発展してきた治療である。脳に通電する治療であるが，以前は通電とともにけいれんが起きて，肋骨を骨折するような場合があった。現在は，麻酔科医が筋弛緩剤等を用い，骨折に注意しまた一方で，呼吸筋に長時間影響がないよう気を付けながら使用する。

6．その他の治療

　季節性うつ病のところで触れたように，光の照度が足りないことがうつ病のきっかけになることがある。この理論から，高照度光療法が行われることもある。セロトニン等の働きの改善と期待して，季節性うつ病でなくても使用されることがある。また，断眠の後，気分が高揚する場合が多いことを利用した，断眠療法なども過去には行われた。

 ## ディスカッション

　児島さん（保育士）：「うつ病相」には終わりがあるとすると，必ずしも抗うつ剤は飲まなくても，うつから抜け出せるということですか？　同僚で「うつっぽいけど，抗うつ剤は嫌だから精神科には行きたくない」と言っている人がいます。

　講師：このまま様子を見ていてよいうつかどうかの判断のためにも，受診して精神科医の意見を聞いていただくといいと思います。確かに，薬物療法なしにうつ病相を抜け出せる場合はあります。抗うつ剤が開発される前は，自然に回復するのを待つしかなかったはずです。しかし，重症の場合は，食事がとれなくなって衰弱したり，自殺企図に及ぶこともあります。薬物療法を行えば，症状が軽くなり，うつの期間も短くなります。

　産後うつ病のケースで，授乳のために絶対に抗うつ剤を飲みたくないという場合は，希死念慮や児への攻撃性が強くないことが確認できれば，抗うつ剤は使わず，睡眠と食事の確保，家事援助などで「うつ病相」を乗り切れる場合もあります。それ以外は，抗うつ剤を使う方が確実に回復できると言えます。

　仁田さん（医学生）：自分は将来，内科医になりたいと思っています。今のお話の例や，この患者さんＢさんのように，うつ病なのに精神科に行きたがらない

人は多そうですね。Ｂさんが，人間ドックで精神科受診を勧められたのにすぐ受診しないで悪くなっているのが気になります。うつ病としてきちんと治療を受けていただくために，どのような工夫をしたらよいでしょうか。

　講師：内科で「身体の病気はないから精神科へ」と言われると，「体調の悪さは気のせいと言われた」と受け取る方がいます。伝え方が大事ですね。「気のせい」ではなく，今，うつ病の状態にあるということ，うつ病は治療すれば治るのだということがしっかり伝わることが大事だろうと思います。

　Ｂさんの例では，ある時期から，早朝覚醒，朝具合の悪い抑うつ気分，集中困難など，うつ病の特徴的な症状が出ています。このような特徴を具体的に挙げて，治療すれば必ず抜け出せることを説明すると，納得が得られやすいと思います。

　早く治療を始めるためには，地域の精神科に紹介状を書いて渡すなども重要です。精神科に行くと薬漬けになるとか，鉄格子の入った病院に入院させられてなかなか出てこられないというように思っている方もいますので，治療に関する正しいイメージを伝えていただければと思います。

さらに学びたい人のために

〈専門書・ガイドライン〉

秋山剛・うつ病リワーク研究会監修（2013）うつ病の人の職場復帰を成功させる本　支援のしくみ「リワーク・プログラム」活用術．講談社．

Beck A，他／坂野雄二監訳（2007）新版　うつ病の認知療法．岩崎学術出版社．

傳田健三（2014）子どものうつ　心の治療—外来診療のための5ステップ・アプローチ．新興医学出版社．

日本児童青年精神医学会（2013）抗うつ薬についての共同声明 http://child-adolesc.jp/notice/2013-03-29/（確認日）

日本うつ病学会監修・気分障害の治療ガイドライン作成委員会編集（2013）大うつ病性障害・双極性障害治療ガイドライン．医学書院．

日本うつ病学会監修・気分障害の治療ガイドライン作成委員会編（2017）うつ病治療ガイドライン　第2版．医学書院．

松本英夫・傳田健三責任編集／齋藤万比古総編集（2010）子どもの不安障害と抑うつ（子どもの心の診療シリーズ）．中山書店．

西園マーハ文（2011）産後メンタルヘルス援助の考え方と実践—地域で支える子育てのスタート．岩崎学術出版社．　※地域の乳児健診などを活用したメンタルヘル

スの評価と援助の方法について解説している。

うつ病リワーク研究会（2011）うつ病リワークプログラムの続け方 スタッフのために．南山堂.

〈専門家による一般向け書籍〉

Rosenthal NE 著／太田龍朗訳（1992）季節性うつ病（講談社現代新書）．講談社.

猪子香代（2012）子どものうつ病—理解と回復のために．慶應義塾大学出版社. ※発達障害とうつ病の関連についても言及がある。

〈自分で認知行動療法的症状モニタリングに取り組んでみたい人に〉

大野裕（2003）こころが晴れるノート：うつと不安の認知療法自習帳．創元社.

清水栄司（2010）自分でできる認知行動療法 うつと不安の克服法．星和書店.

〈当事者・家族による著作〉

細川貂々（2009）ツレがうつになりまして．幻冬舎文庫．※漫画家が夫のうつ病の闘病生活について描いたもの。続編，続々編では，子育てなど，その後の経過が描かれている。

先崎学（2018）うつ病九段 プロ棋士が将棋を失くした一年間．文藝春秋. ※強い集中力を要する職業の場合のうつ病からの回復過程が書かれている。

【注】

＊1　うつ病の呼称：ここでは，DSM-Ⅳまで用いられていた気分障害 affective disorders という表現を用いたが，DSM-5では，気分障害という大きな分類はなくなり，抑うつ障害群と双極性障害群という別疾患となっている。しかし，抑うつ障害群の治療中に躁状態になることもあり，関連の深いある疾患である。

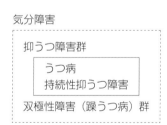

図　気分障害のさまざまな種類

＊2　子どものうつ病に対する抗うつ剤の処方には賛否両論がある。SSRIの効果を示す研究がある一方で，児童対象の研究の少なさ，抗うつ剤により自殺関連行為が増えたとする報告もあることなどが問題となっている。子どもは，成人以上に環境の影響を受けやすい。薬物療法のみの治療は望ましくなく，薬物を使用する場合も，心理的援助や環境調整を行うことが欠かせない。

＊3　「抑うつ」とは「うつを抑える」と書くので，うつの逆の症状かという質問を

受けることがあるが,「抑うつ」で「うつ」という意味である。英語では, いずれ
も, depression あるいは depressive である。

＊4 「仮面」は英語で mask というので, こうした訳が用いられたものと思われる。

＊5 精神運動制止とは頭の中では「働かなくては」「動かなくては」と考えていて
も, 行動に移せないという症状である。焦りが非常に強い場合は, 精神運動焦燥
とも呼ぶ。この場合もまとまった合理的な行動はとりにくい。第2章の表1の意
志・欲動の障害に該当する。

＊6 抗うつ剤の母乳への移行や, 新生児の側の吸収は薬物によって違いがあるが,
日本の抗うつ剤の添付文書では, 妊娠中や授乳中は一律禁忌となっていることが
多い。病状によっては薬物療法が必要な場合もある。各医療機関の薬剤師も相談
に応じている。日本周産期メンタルヘルス学会の「周産期メンタルヘルス　コン
センサスガイド　2017」http://pmhguideline.com/consensus_guide/consensus_
guide2017.html や国立成育医療センター, 妊娠と薬情報センター:http://www.
ncchd.go.jp/kusuri/about.html（2020年8月22日最終閲覧）も参考になる。

＊7 抗コリン作用とは, たとえば便秘, 口渇などである。抗うつ剤の抗うつ効果
が表れる前にこれらの副作用の方が強く感じられ, 薬物療法を中断するきっかけ
になりがちなので, 注意が必要である。

＊8 体内で急激にセロトニン濃度が増えるために生じる症状。発熱, 動悸, 手の
震えなどがある。

＊9 日本語に訳せば「指導付きセルフヘルプ」という意味である。うつ病や神経
性過食症など認知行動療法の効果が証明された疾患において, その前段階に用い
られる簡易版として活用されてきた。内容としては, 病気を理解する心理教育,
自分で症状を観察する「セルフモニタリング」などである。重症例では薬物療法
や, 専門家による認知行動療法が必要となるが, 軽症例では, 生活を規則正しく
し, かかりつけ医やカウンセラーなどに相談をしながらのガイデッドセルフヘル
プでも改善がみられるとされている。

＊10 支持的とは, 英語の supportive の訳である。患者さんを支持（サポート）し
ない精神療法はないわけだが, 精神分析的精神療法などでは, 安易に「大変です
ね」等の声はかけず, 自分の問題点に直面化させる治療技法のため, 時期によっ
ては「治療を受けるとつらくなる」ような場合もある。そのような技法に対比し
て患者さんの言っていることを受け止める治療態度を「支持的」と呼ぶ。治療の
第一段階では支持的である必要があるが, 患者さんが何度も同じ問題を繰り返し
て状況が良くならないような場合は, 次の段階の治療が必要ということになる。

第5回

気分障害２：双極性障害（躁うつ病）
──「ハイテンション」は問題？──

授業のはじめに

　従来は躁うつ病と言われてきた疾患ですが，最近は双極性障害 bipolar dis-orders と呼ばれています。「双極」とは，躁とうつという２つの「極」があるという意味です。近年，双極性障害と言う時は，従来の「躁うつ病」より軽い症例も含めることが多くなっています。以前より，双極性障害という診断を受けた方は増えていると思います。

💬 **ディスカッション**

　加護さん（病院看護師）：前回の，うつ病と思って抗うつ剤を投与すると躁状態になることもあるという話を聞いて少し怖いなと思いました。でも，抗うつ剤を使わなくても躁状態になる人もいるということですよね。

　講師：そうです。抗うつ剤が開発される以前から，「躁うつ病」は知られています。

　小川さん（小学校教諭）：担任をしている子のお母さんで，「自分は双極性障害という診断を受けている」とおっしゃっている方がいます。確かに少しお話が止まらないような時があって，周囲が違和感をもつような場面はあります。お話の内容はものすごく変だということでもないので，初めて会った方はハイテンションな人と思う範囲だと思いますが……。

　講師：双極性障害にもさまざまな程度があります。その方は少し軽い範囲かもしれません。典型的な症状をもつ事例を見てみましょう。

😕❓ 考えてみよう──夜も眠らず活動する30代男性，会社員Ｃさん

【生活歴】幼稚園生の頃，父親と死別した。詳しい死因について，本人は知らされていない。亡くなった父親も母親もあまり親戚付き合いがなく，父の郷里にも行った記憶がない。母親は地道に店員として働いたが，経済的にはいつも苦しい状況であった。

　Ｃさんには，友達はいたが，暴言を吐くなど，ケンカのもとを作りやすい傾向があった。勉強は得意でなく，高校は中退した。その後，電気関係の会社でアルバイトを始めた。すぐ正社員となったが，その後いくつか会社を替わった。職場での対人関係があまりよくなかったのが影響したようだが，周囲には，「いい車を買うのが夢だから，少しでも給料のいいところを見つけて転職している」と説明していたという。

【現病歴】30歳の頃，父方の叔父が死亡したという知らせを受け，初めて父親の郷里に行った。そこで，父方曽祖父が会社を経営していたという話を初めて聞き，非常に嬉しい気分になった。郷里に滞在中に，急に「自分も社長になれるのではないか」という気分になり，曽祖父がどんな人だったか，などを親戚に尋ねてまわった。叔父の葬儀という状況には不適切な振る舞いもあった様子である。

　帰京後，夜も眠らず，忙しそうに起業計画を立てたり，定期預金を解約したりした。母親にも，どんな家に住みたいか，来月引っ越しだなどと，休みなく話した。人にばかにされないよう，社長らしい生活をしなければと，外車を買う契約をしたり，スーツを新調したりしている様子であった。母親は，

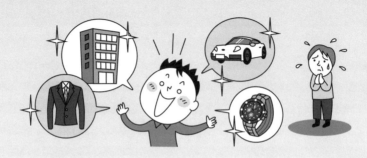

これまでとは違う様子に驚き，自身が睡眠導入剤を処方してもらっている精神科クリニックに相談したところ，すぐ受診するよう勧められた。

💬 ディスカッション

小川さん（小学校教諭）：これは大変ですね。先ほどお話したお母さんは，少しハイな時は話が止まりにくいですが，この方のように，日頃しないような行動を次々起こすようなことはないと思います。こんなにいろいろ行動してしまうと，後始末も大変なのではないでしょうか。

中原さん（中学校教諭）：気が大きくなるのが躁状態なのだろうと思いますが，でも，いつも「ばかにされないように」とか，「社長になってやる」とか思っているようなので，劣等感の裏返しにも見えます。

福山さん（精神保健福祉士）：お母さんがすぐ精神科に相談できてよかったですね。数日でも相談が遅れると，借金がふくらんでしまうところでした。

講師：双極性障害にも幅がありますが，おっしゃる通り，躁の症状が強いと経済的な問題も生じます。

🤔 考えてみよう──悩まず使えるお金の額は？

あなたは，1日いくらくらいなら葛藤なくお金を使えるでしょうか。それ以上使わないのはなぜでしょうか。それ以上使うことを想像するとどのような気持ちになりますか。

講師：貨幣というものがない時代の躁状態は，お金の心配はなかったと思いますが，現在の躁状態は，Cさんのように，浪費によるお金の問題が大きくなります。いくら使えるかそれぞれ違うと思いますが，それ以上に使わないのはなぜでしょうか。

米田さん（管理栄養士）：それは，たくさん使ったらその後どうなるかを考えてしまうからだと思います。めったにないことですが，もし私が使いすぎたら罪悪感で一杯になると思います。

木部さん（部活スポーツ指導者）：今はクレジットカードとかカードローンとかあって、お金の感覚が財布の重みじゃなくて単なる数字なのがいけないのでは？　それにしても、使いすぎたらどうなるかは普通考えますよね。

講師：そうですね。躁状態というのは感情の領域の症状ですが、このように、合理的判断とか行動の抑制の部分に深刻な影響を受けます。「気分障害」と言っても、第2回で学んだように、気分だけではなくさまざまな領域に変化が出ます。躁状態は、このような状態に一気になってしまうことが多いので、対応が難しいと言えます。

🙁 考えてみよう──うつ状態で考えることは？

Ｃさんは、受診を勧められても受診せず、しばらくしてから、うつ状態に入りました。

もしあなたがＣさんならば、どんなことを考えるでしょうか。

米田さん（管理栄養士）：なぜこんなに浪費したのだろう、というのは絶対考えますね。浪費を後悔してうつになるのではなくて、病気の勢いで、躁の後はうつに入るっていう感じですか？　でも、そこで過去のことを後悔すると、ますますうつがひどくなりそうです。

講師：病気の勢いのことが多いですが、そこに後悔が重なってうつがひどくなり、そうなってやっと受診という展開になることがよくあります。

保田さん（養護教諭）：だから躁状態は早く治した方がよい、という面もあるのですね。躁が長いほど、うつは大変つらいことになりそうです。

講師：その通りです。

木部さん（部活スポーツ指導者）：でもどこかで、もう一度あの元気な状態というか、何も心配していなかった状態に戻りたいな、と思う気持ちもあるのではないですか？

講師：そこがとても問題なのです。うつ状態で受診しても、自分に躁があったとは思っておらず、「元気になりたい」とだけおっしゃる方もあります。「元気」というのがどういう状態なのか確認する必要があります。

では，双極性障害の躁の時期の症状について見てみましょう。気分がハイになるだけでなく，今お話ししたような，お金の使い方など行動や思考の領域にどのように影響するか考えてみます。躁の時期，うつの時期は，従来は，「うつ病相」など，「相」phase という言葉が長く使われてきましたが，DSM-5 では，「エピソード」という用語が用いられています。どちらも一定期間続くと終わりがあるというイメージです。躁や軽躁の「エピソード」は，うつのエピソードより短いことがほとんどです。

 解説1：双極性障害——躁状態の症状

　双極性障害の躁状態での代表的症状は表7に挙げるようなものである。DSM-5 では，表7の3つが当てはまると軽躁病エピソードあるいは躁病エピソードとしている。

　あまり眠らなくても平気になり，起きている間は，たえず話をしたり電話をかけたり，買物をしたり行動をする。会話の中でも話が脱線しがちになる。突然思いついて何年も電話をしていない人に電話したりするので，驚かれることもしばしばである。買物は，車とかブランド品など，高い買物だということを周囲に誇示するようなものが多く，周囲の人は，それまでの本人とのギャップに強い違和感をもつことが多い。多額の買物のために借金をしたり，違法薬物を使用したり，買春行為がみられたりすると，生活に支障をきたしてしまう。症状には幅があるので，双極性障害と診断がついたからといって，必ずこのような行為をする人という目で見るのは正しくないが，もしこのような行為がみられたら，できるだけ速やかに治療を始めることが望まれる。

　うつ相とは異なり，躁の相が何カ月も続くことはない。DSM-5 では，躁の時期が1週間続けば双極Ⅰ型，4日以上1週間未満の軽躁状態ならば双極Ⅱ型としている。躁状態は，続けば体力的にも消耗して終息することもあるが，それを待って，治療せずに放置するのは，問題が大きい。たとえ1週間の躁状態であっても，借金を抱えることになったり，躁状態で周囲に話した，現実感のない壮大な起業計画などを振り返ると，うつ相の時のうつが深くなるからである。

表7　双極性障害：躁状態の症状

● **多弁**：普段より非常に多弁で，話すのを止められない。いろいろな人に電話をかけたりもする。 ● **観念奔逸**：次から次へ，アイディア（思考）が浮かんでくる。文章の途中で，次々と話が飛ぶことなども含まれる ● **注意散漫**：気が散って1つのことに集中できず，落ち着きがなくなる。 ● **活動の増加**：仕事などの活動が増加し，よく動く。これは逸脱行動にも発展し得る。 ● **自尊心の肥大，万能感**：自分は何でもできるなどと気が大きくなる。 ● **睡眠欲求の減少**：眠らなくてもいつも元気なまま過ごせる。 　抑制が外れ，結果を考えない行動に熱中する：多額の買物をしたり，投資をしたり，性的逸脱行動がみられる。日頃付き合いがなかった人に突然電話をしたりする。

　しかし一方で，躁の時に，いろいろな人と話をしたり，遠くまで買物に行ったりするのが楽しかったという気持ちが強いと，「もう一度あの状態に戻りたい。あれが理想の自分」と思ってしまうこともある。日頃対人緊張が強くてあまり話ができない人が，躁状態の対人交流を楽しく感じてしまうような場合である。適度な対人交流ができない場合，躁の勢いで，距離感を失ったような交流をしてしまうことになりやすい。躁の時の症状が強いと，その後のうつが深まる。そして，その中で，調子の悪さを主治医に訴え続けると，抗うつ剤がさらに処方され，これが躁状態を再度もたらしたり攻撃性が突出することになりやすい。どの状態を本人のベースラインとするかは，周囲の人にも確認する必要がある。

　治療は，双極I型の場合は，薬物療法は必須である。II型の場合も気分の波を穏やかにするための薬物療法を行うことが多い。薬物療法以外に心理教育や心理的な働きかけが行われる。

 ディスカッション

　中原さん（中学校教諭）：Cさんは，対人関係は難しそうですが，このような性格の人がなりやすいとか，あるいは性格以外に原因というのは知られているのでしょうか。

　講師：原因として特定されているものは多くはないのですが，次のような要因が報告されています。

解説2：双極性障害の原因

　双極性障害の病前性格として，科学的にはっきり証明されているものは少ないが，「循環気質」[*1]で気分が動きやすい人が多いという説もある。

　一卵性双生児の方が二卵性双生児よりは一致発症率が高いので，遺伝の関与もあるとは思われる。

　特にこのようなライフイベントの後に発症しやすいというデータも少ないが，「葬式躁病」という用語は従来から知られている。これは，親しい人が亡くなり，皆が悲しんでいるところで，躁状態になるという現象である。本当に他の状況より発症が多いか，発症状況の特異さのためにこの用語となったのか明らかではないが，発症メカニズムとしては注目に値する。なぜ葬儀の場で発症するのかを考えると，1つには，親族の場合は，看病等のために不眠状態が続いていることがまずある。うつ病のところで述べたように断眠は気分を高める作用がある（→第4回）。もう1つは，精神分析でいう「躁的防衛」という心理メカニズムである。自分では対応不可能なようなつらいことが起きた時に，つらい事実を否認することで乗り越えようという無意識の防衛機制である。Cさんの場合は，亡くなった叔父さんと生前親しかったわけではないので，躁的防衛としての葬式躁病ではないが，親族が集まる大きなイベントが強いインパクトを起こしたと言える。

 ## ディスカッション

　西湖さん（臨床心理士）：Cさんの場合は，それまで父親については家の中で語られず，父方の親族に接してはじめて謎が解けたような，急に「これまでの地味な自分から一発逆転」のような心理もあるように思いました。

　講師：そうですね，父親の死がなぜ家で語られなかったかということも含め，発症前の家庭環境にはCさんの心理を受け止める部分がなかったのかもしれません。Cさんには，生い立ちや自分が置かれた状況に対する劣等感が強いことが感じられます。その部分について話し合わなければ，「薬物療法を行って落ち着いた生活をする」ことの納得も得にくいと思います。個々の患者さんの治療では，

このような生活背景の理解も重要です。では，双極性障害の治療について考えてみましょう。

 ### 解説3：双極性障害の治療

双極性障害の躁状態という診断がついたら，説得やカウンセリングだけで症状が治まることは期待できない。薬物療法を試みるのが原則である。処方としては，炭酸リチウムが基本的な薬物療法として使用されてきた。ただし，リチウムは，血中濃度がある幅に入っていないと，効果が少なく副作用が多いことが知られている。したがって，きちんと服薬でき，また，時々採血をすることができ，生活の中であまり激しく脱水することがない場合に使用する。神経性過食症を合併していて，嘔吐や下剤乱用で脱水傾向にあるような事例には不向きである。他にも，カルバマゼピン，バルプロ酸などが使用される。これらは，抗てんかん薬として使用されてきた薬物であるが，躁うつの気分の波を押さえる気分安定薬 mood stabilizer としての効果があることが知られている。いくつかの抗精神病薬（→第3回）で，気分の波が改善する事例もあることが知られている。

そして，躁うつ病の特徴をよく知り，治療の意義を理解できるような心理教育が非常に重要である。すでに述べたように，その人のベースライン，つまり「本来の自分」がどういう状態かについて，本人と治療者で共通の理解をもっておく必要がある。軽躁状態を本人は望ましい状態と思い，治療者に報告していないこともあるからである。定期的に通院して，安定した治療関係をもち，必要に応じて家族の話なども参考にすることが重要だと言える。

生活リズムを整えることも重要である。睡眠を十分とることは，躁状態の発現の予防となる。また，リズムを一定にしておけば，再発や不調に気付きやすいというメリットもある。躁状態の引き金には，睡眠不足以外にも，人との接触が増えた時にこれをきっかけに一気に人付き合いが増えてしまうというようなパターンも少なくない。症状を自分で記録して，よい状態の維持を目指す治療は，対人関係（社会）リズム療法と呼ばれる。薬物療法だけでなく，生活の中の躁やうつのきっかけを知り，対応できるようにしておくの

は非常に重要である。

 ディスカッション

西湖さん（臨床心理士）：Ｃさんは，「社長さん」とか，「いい車に乗った人」を理想としているようなので，現実的な目標をどうするかが難しそうですね。

講師：その通りですね。双極性障害の治療では，現実を受け入れて，実現可能な目標を立てられるかが重要です。今の世の中，「起業の夢」「アイディア」「ひらめき」は，好ましいものととらえられがちですが，双極性障害の治療においては，悪化のサインということもあるのです。躁状態で友達を失い，引きこもって孤立していると，躁転した時に，自分のアイディアだけで行動が暴走するという悪循環に陥りがちです。薬物療法による症状の軽減に加え，安定した対人関係を作れるような援助が必要です。

📖 解説4：双極Ⅱ型と境界性パーソナリティ障害

近年は，少し気分が高揚する時期がある患者さんには，双極Ⅱ型障害という診断が下されることが多いが，これと境界性パーソナリティ障害（→第12回）の区別は難しいことがある。境界性パーソナリティ障害でも気分の変わりやすさがみられるからである。なぜ双極性の診断が増えているかについては諸説ある。例えば，境界性パーソナリティ障害という診断では精神療法が第一選択で，しかもかなりのスキルを要する。しかし一般の精神科クリニックには薬物療法の方が容易なので，双極Ⅱ型障害という診断で薬物療法を勧めるケースが増えているという解釈もある。境界性パーソナリティ障害には衝動性や大量服薬も多いので，境界性パーソナリティ障害ではないかどうかは慎重に判断する必要がある。

もし，パーソナリティ障害ではなく双極Ⅱ型の診断であれば，薬物療法という選択は正しいが，この場合もうつ期の希死念慮や大量服薬には注意しておく必要がある。一方，薬物療法だけでなく，気分を不安定にしやすい人間関係への対処など，心理的な面にも援助を行っていくことが望ましい。

さらに学びたい人のために

〈ガイドライン・専門書〉

Frank E 著／阿部又一郎・大賀健太郎監訳（2016）双極性障害の対人関係社会リズム
　療法 臨床家とクライアントのための実践ガイド．星和書店．

加藤忠史（2019）双極性障害 第3版：病態の理解から治療戦略まで．医学書院．

日本うつ病学会監修・気分障害の治療ガイドライン作成委員会編（2013）大うつ病
　性障害・双極性障害治療ガイドライン．医学書院．

〈専門家による一般向け書籍〉

春日武彦（2008）問題は，躁なんです：正常と異常のあいだ（光文社新書）．光文
　社．　※変わった人の変わった行動と思われている中に，躁状態によるものがある
　ことが示されている。

加藤忠史（2019）双極性障害［第2版］（ちくま新書）．筑摩書房．

〈当事者・家族による著作〉

加藤伸輔（2016）双極性障がい（躁うつ病）と共に生きる―病と上手につき合い幸
　せで楽しい人生をおくるコツ．星和書店．　※双極性障害を抱えながらの生活を当
　事者が書いた書籍。他の当事者のインタビューも掲載されている。

木内徹（2020）弟は躁うつ病―双極性障害40年の記録．星和書店．　※実話をもとに
　したフィクションとして書かれているが，家族から見た躁うつ病をリアルに伝え
　ている。

【注】

＊1　クレッチマーは，体型と性格を結びつけた理論を発表し，肥満体質の人は，
　人付き合いがよく感情豊かな「循環気質」が多く，躁うつ病にも関連すると考え
　た。しかし，臨床的にはCさんにみられるようなタイプもあり，必ずしもすべて
　の人に当てはまるわけではない。

第6回

神経症圏内の疾患1：不安症群・不安障害群
——キーワードは「不安」——

授業のはじめに

　この章では，従来，神経症と呼ばれてきた疾患について考えます。神経症は，英語では neurosis，ドイツ語では Neurose（ノイローゼ）です。ノイローゼという言葉は聞いたことがある方が多いと思います。

　第1回で述べたように，今，神経症という言葉は，診断基準としてはあまり使われなくなっています。DSM では，以前は○○神経症と言っていた疾患を○○障害あるいは○○症と言いかえて細かく分類しています（表8）*¹。そして，分類法には，DSM の改定のたびに変更が加えられています。このように，DSM 分類上は，以前の「神経症」のような全体をまとめる用語はありませんが，以前「神経症」と言われていた諸疾患は，全体として共通する特徴があります。それは，①統合失調症のような幻覚や妄想がない，②うつ病のような強い気分の変動がない，③不安を主体とし，対人緊張が強い場合が多い，の3つです。①と②は，第1回の図1を思い出していただければと思います。①②③という共通の特徴から，「神経症」という大きな分類も臨床的には有用性があり，「神経症圏」というような表現も用いられます。複数の疾患が重なっている事例も少なくありません。この場合，どちらかは部分症状のこともあります。

　神経症は，全般的には不安を主とする疾患群ですが，転換性障害ではあまり不安を強く訴えないこともあります。これは，不安が「足が動かない」などの身体の症状に「転換」することで，意識的には不安を感じなくなっているためです。しかし，足が動かなければ不安に違いないと周囲が思うような状況で不安を示さないことから，不安をめぐる特異な状況が起きていることが推測されます。

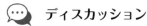 **ディスカッション**

木部さん（部活スポーツ指導者）：「ノイローゼ」という言葉は昔からよく聞きますが，本来はそのような意味なのですね。性格を表す「神経質」という言葉もあるけれど，これとは関係はないのですね。

講師：神経質な人が必ず神経症になるといったような直接の関係はありません。しかし，神経質もさまざまな神経症も「不安」がキーワードです。「神経質」の定義次第ではありますが，神経症圏のさまざまな疾患の病前の性格として，不安が強い方は珍しくありません。しかし，もともと不安はあまり大きくない方が過労が重なった状況で発症するような場合もあります。

まず，従来の不安を主体とする「不安神経症」の範疇の疾患から見ていきます。表8をご覧下さい。

📖 解説1：従来の「神経症」に入る疾患

従来の神経症の範疇の疾患として，DSM-5では，表8のような多彩な疾患が挙げられている。従来の不安神経症は，DSM-5では，不安症（あるいは不安障害）という大きな分類があり，その中に，全般不安症（全般性不安障害），パニック症（パニック障害），広場恐怖症，社交不安症（社交不安障害）など複数の病名が挙げられている。1人の患者さんに，パニック障害と広場恐怖症など，複数の病名が併存することもある。

パニック障害というのは，最近メディアでもよく使われる病名なので，耳にしたことがあるだろう。突然，動悸，発汗，息苦しさ，めまいなどが起き，心臓の病気で死ぬのではないか，コントロールを完全に失ってしまうのではないかというような強い不安を伴うものである。一度このような症状が起きると，同じ場所に行くとまた起きるのではないか，同じことをするとまた起きるのではないかなどの不安（予期不安）が起きる。このために，症状が起きたような状況を避けようとし，避けることで生活に支障をきたしてしまう。

広場恐怖というのは，英語の agoraphobia の訳で，この言葉から推測すると，広い空間に出るのが不安なことを意味するが，他の状況に対する不安も

表 8　不安を主体とする疾患群（DSM-5の分類）

不安症群（不安障害群）Anxiety Disorders
　限局性恐怖症
　社交不安症（社交不安障害）
　パニック症（パニック障害）
　広場恐怖症
　全般不安症（全般性不安障害）
　物質・医薬品誘発性不安症（アルコールやカフェインなど）など
　（このほかに，主に児童・思春期にみられる分離不安症，選択性緘黙もこの分類に含まれる）
強迫症（強迫性障害）および関連症（関連障害）群（→第7回）
　強迫症（強迫性障害）
　醜形恐怖症（身体醜形障害）
　抜毛症など
心的外傷およびストレス因関連障害群（→第9回）
　心的外傷後ストレス障害
　急性ストレス障害
　適応障害
　（このほかに，主に児童期にみられる反応性アタッチメント障害（反応性愛着障害），脱抑制型対人交流障害もこの分類に含まれる）
解離症群（解離性障害群）
　解離性同一症（解離性同一性障害）
　解離性健忘
　離人感・現実感消失症（離人感・現実感消失障害）
身体症状症および関連症群（→第8回）
　身体症状症
　病気不安症（従来の心気症）
　変換症（転換性障害，機能性神経症状症）
　作為症（虚偽性障害）

この言葉で表現される。従来の精神医学で，閉所恐怖や乗物恐怖と呼ばれてきた恐怖症は，DSM-5では，1つだけならば限局性恐怖症と診断し，乗物（公共交通機関），広い場所，囲まれた場所，行列に並ぶことや群衆の中にいること，家の外に1人でいることなど，複数の状況がある場合は広場恐怖に分類する。

　社交不安症（社交不安障害，社交恐怖）は，social anxiety disorder, social phobia の訳である。「社交」というと，パーティーのような特別な社交の場のことだと思われるかもしれないが，英語の social というのは，「人付き合い」の意味で，対人不安障害という訳もある。知らない人と話す，人と雑談をする，人前で話をするなどに対し，強い不安をもつものである。これは，

他者が自分に害を及ぼすから怖いという被害妄想的なものではなく，話すことで否定的に評価されるのではないか，恥をかくのではないか，あるいは，人に迷惑をかけるのではないかという不安である。日本では昔から赤面恐怖という言葉があるが，これも社交不安症に入るだろう。対人緊張が強い人は多いが，この不安のために学校生活や仕事などに影響がある場合に診断される。不安症以外の疾患については，次回以降で取り上げる。

ディスカッション

木部さん（部活スポーツ指導者）：診断の細かいところは難しいですが，不安が問題ということに加えて，不安を感じる場所や状況を避けることで問題が生じてしまうというのは非常によくわかります。

以前指導していた生徒で，試合のプレッシャーがかかった状況でパニック発作や過呼吸を起こしてしまい，その後なかなか練習にも戻れなかった子がいました。心臓や呼吸器は検査してもらって，何も問題ないから，「心臓の発作が起きそうだ」なんて思うのは気のせいだと説得したのですが，これはよくなかったですね。

練習には来いと言ったのに，グラウンドに出ると具合が悪くなりそうだと，普通の体育の授業も出られなかった時期がありました。

講師：それは，「回避」の症状ですね。回避というと，いかにも気が弱そうな，責任逃れのようなニュアンスであまり響きがよくないのですが，不安を中心とする精神疾患では，不安を起こす状況に向かっていけないことを回避という言葉で表現します。

非常によくみられる症状で，パニック障害，広場恐怖だけでなく，さまざまな恐怖症，それから，PTSDにもみられます。例えば，自動車事故に会った人がしばらく車に乗れないなどです。

ここでは，不安を主体する神経症圏内の疾患である恐怖症の症状について紹介し，不安と回避について考えてみます。

　あなたには限局性恐怖症の1つ「鳥恐怖症」の症状があるとします。症状の出方が次のような状況だとすると，不安や回避があなたの生活に与える影響はどの程度でしょうか。治療は必要でしょうか。

1. 妻の実家がセキセイインコを飼っていて，その部屋には近づけないが，妻の実家に行くのは年に2回くらいである。
2. 職場の近くに大きな公園があり，鳩がたくさんいる。その公園を通れば通勤時間が短くなるが，その公園を避けて遠回りすると，15分くらい余分な時間がかかる。
3. 結婚が決まった人が神社の神官であり，神社の地続きの，夫となる人の実家に住むことを期待されている。夫の父もその神社の神官である。その神社には多数の鳩がおり，家の敷地にも常に飛んでくる。

💬 ディスカッション

　米田さん（管理栄養士）：私も鳥はあまり好きではなく，鳴き声も嫌なので，1も不快だとは思いますが，年に2回なら日頃の生活には影響はないですね。鳥が苦手ということを伝えるかどうかでちょっと迷うとは思います。滞在中にその部屋に行く用事が多かったら言うかもしれません。

　講師：恐怖症は，人から見ると，「なぜそんなものが怖いのか」と思われるものを恐怖することがしばしばです。相手がかわいがっているものだったら，「怖い」とは言いにくいでしょうね。「カミングアウト」できないことがストレスとなることもあります。「自分はおかしい」という，一種の「セルフスティグマ」（→202頁）にもなり得ます。

　木部さん（部活スポーツ指導者）：2は微妙ですね。私が新入社員だったら，頑張って早起きして，公園を回避すると思います。でも，毎日のことなので面倒だろうし，同僚からなぜ公園を通らないかと聞かれると困るので，生活への影響はあると思います。転勤を申し出たいですが，やはり職場への説明が難しいですね。説明して転勤が認められなかったら治療を求めるかもしれません。

講師：そうですね。転勤が認められて余裕がある時に治療を受けるのも1つの方法ですが，切羽詰まった時でないと治療動機が保てないかもしれないのが，難しいところです。3はどうでしょうか。

児島さん（保育士）：これは生活への影響大ですね。私だったら他の場所に住みたいですが，結婚相手は当然その場所に住むべきと思っているから，難しいかもしれませんね。

講師：そうですね。このように，同じ恐怖症でも，不安や回避がどの程度生活に影響するかはとても重要ですね。3は，鳥に会うことを回避しようとすると，今，皆が想定している通りの結婚生活はできないことになります。曝露療法で恐怖症を克服するのか，最初は回避して，違う場所に住むことをカウンセリングで話し合っていくか，ということになるでしょう。

📖 解説2：恐怖症の成り立ち

恐怖症とは，高所恐怖，閉所恐怖，特定の動物の恐怖，血を見ることの恐怖など，特定の恐怖の対象があるもので，DSM-5では，限局性恐怖症 specific phobia と言われている。以前は，単一恐怖 simple phobia という呼び方もあった。いずれも，何か特定の対象があるという意味である。特定のものに恐怖を覚えるようになるメカニズムについて，どこかに閉じ込められて狭いところが怖くなったとか，新幹線に乗っていた時に腹痛を覚え，トイレに行きたかったのに行けなかったなど，その対象と恐怖の結びつきのきっかけがはっきりしている場合もあるし，そうでない場合もある。

例えば，動物に対する恐怖として，ウサギや子猫に恐怖を覚える人よりは，蛇に恐怖を覚える人が多い。人類のサバイバル上，蛇を避ける反応は有用だったので，愛玩用の動物に対する恐怖より多いというような考え方もある。成り立ちは特定できなくても，恐怖の対象に遭遇したり，遭遇しそうになった時に，それを回避できると不安が一挙に和らぐ。不安を和らげる行動は，何度も繰り返され回避が固定化してしまう。学習理論[*2]で言えば，回避行動が「強化」されるということになる。

このメカニズムは，後述の強迫性障害の不安と症状の関係に類似する。強

迫神経症の場合は，「汚いものを触ったのではないか」という不安を和らげるために手を洗う。手を洗うと不安は一時的に減るのでその行動は強化され，何度も洗うことになる。強迫神経症の場合は，「手洗い行動」は人から見ると病的に見えることも多い。恐怖症の場合は，回避していることは人からはわかりにくいこともある。どのように治療すべきかの判断には，回避症状がどれくらい生活に支障をきたしているかについての確認が必要である。例えば，乗物恐怖をもっていても，特急電車に乗る用事があまりない人ならば，本格的な治療は必ずしも必要なく，どうしても特急電車に乗る必要がある時だけ頓服薬を服用するなどの方法でも対応できるが，出張の多いビジネスマンならば，治療しなくては，仕事への影響が大きいだろう。

ディスカッション

木部さん（部活スポーツ指導者）：先ほどの生徒ですが，最初，内科でどこも悪くないと言われて，練習も強く勧めてしまいましたが，良くならないので，結局保護者が精神科に連れて行きました。精神科で薬物療法を受け，少し休むようアドバイスを受けて，休んでいるうちにパニック発作はほとんどなくなったらしいです。パニック発作がなくなると，グラウンドに行くのも怖くなくなりました。

　でも，その生徒の場合，試合でよい記録を出さなくてはと自分を追い込んでいた以外に，友達との関係でトラブルを抱えていて，その影響もあったことが後でわかりました。自分としては全然見えない部分でした。一方的に，身体が何でもないんだから頑張れと言いすぎて悪かったと本当に反省しています。

　こういう症状が出たら，生活全体を振り返ることも大事ですね。ひょっとしたら，休んでみないと，本人も何がストレスかわかっていなかったのでは，という気もします。

講師：そういうことはよくあります。では，日頃から学校の先生やコーチがすべての友人関係や家庭問題まで知っておくべきかというと，それが必ずしも正しいとは言えません。症状が出た時には，治療はその個人にしっかり取り組んでいただき，それを見守るという形がよいと思います。

仁田さん（医学生）：うつ病の時も話題になりましたが，「心臓にも呼吸器にも

何も問題はないですよ，後は精神科で」いう時の伝え方が大事ですね。

　木部さん：指導者の立場からも勧められるとよかったですが，精神科に行くとこういう治療がしてもらえるというイメージがわかず，勧められませんでした。

　講師：「精神科」に拒否感が強かったら，パニック障害などの不安を中心とする疾患の場合は，心療内科でも治療ができます。心療内科では，医療保護入院（→第3回）など，本人の意志に反する治療を行うことには対応できないので，統合失調症や重症のうつ病の治療には向きませんが，パニック障害や恐怖症には対応できます。

　加護さん（病院看護師）：薬物療法は，パニックに効いたのでしょうか。回避に効くというわけではないのですよね。

　講師：以前は，不安神経症の範疇の疾患には抗不安薬が処方されることが多かったと思います。「安定剤」と言われていたものです。しかし今は，パニック発作などには，選択的セロトニン再取り込み阻害薬（SSRI：65頁）が処方されることが多いです。これはパニック発作を減らしますし，不安も和らげます。これらにより，回避する範囲が少し収まってくる効果があります。SSRIは，ある期間は毎日服用しなければ効果がありません。

　乗物恐怖の方で，新幹線に乗るのが年に1～2回の方の場合，そのために毎日SSRIを服用するのもあまり望ましくないと思います。症状が出る可能性のある状況が事前にはっきりわかっているなら，その日だけ抗不安薬を服用するというような服用法をする場合もあります。

　一方，不安や回避そのものに対応する薬物療法以外の方法として行動療法があります。

📖　解説3：行動療法とは

　行動療法とは，ある状況に誤って結びつくように「学習」されてしまった不安を解消するための治療である。これには2つの考え方がある。1つは，恐怖症の人に，考えられる限りの一番怖い状況を考えてもらい，その状況を治療者と一緒に体験するという「曝露」療法と言われるものである。例えば，「ゴキブリ恐怖」の人に，ゴキブリと同じ部屋に入ってもらい，自分で退治

表9　不安の階層表の例（高所恐怖症の例）

```
  0 点　室内でリラックスしている
 10点　2 階の窓から地面を見ているところを想像する
 20点　2 階の窓から地面を見てみる
               ・
               ・
               ・
 70点　8 階の窓から地面を見ているところを想像する
 80点　10階の窓から地面を見ているところを想像する
 90点　8 階の窓から地面を見てみる
100点　10階の窓から地面を見てみる
```

するなどである。これができれば，ゴキブリ恐怖は克服したと言える。しかし，当然ながら，本人には極度の苦痛を与える治療であるため，本人の治療意欲が高く，治療内容に関する理解が万全でない場合は苦痛だけになってしまう。強制的に実施するのは厳禁である。

　もう 1 つの方法は，この逆の考え方で，耐えられる範囲から克服していく方法である。具体的には，治療者と，「不安の階層表」（表 9 ）というものを作る。考えられる範囲で100点満点中100点の恐怖を引き起こす状況は何かを考え，0 ～100の間の点数に相当する状況を考える。表 9 は，いわゆる「高所恐怖症」の例であるが，同じ高所恐怖症でも，何が 1 番怖いか，次にどの状況が怖いか，などは個人によって異なる。表には，実際に高いところから下を見てみることと，下を見ることを想像してみることが混ざっているが，人によって，想像するだけならば比較的不安は少ないという場合と，想像でも高い階は怖いという場合がある。この階層の点数の低い方から克服していく方法を「系統的脱感作法」と呼ぶが，これには，呼吸法などでしっかりとリラックスする方法を体得しておく必要がある。そして，10点の怖い状況（この例では，2 階から下を見るところを想像する）を試し，恐怖や不安で呼吸や脈拍が乱れたら，リラクセーションを行い，10点ができるだけ 0 点になるようにする。10点相当が 0 点になれば，20点相当は10点になっているはずである。

　このように考えると，系統的脱感作法の方が人道的な治療法のようであるが，曝露療法の方が効果が大きいという説もある。

ディスカッション

講師：「暴露」療法と書かれていることもありますが，真相を暴露するというような意味ではなく，「曝露」つまり，さらす，という意味です。英語では exposure で，曝露療法はエクスポージャー治療（療法）とも言われます。

中原さん（中学校教諭）：怖い刺激にさらすという意味ですね。

講師：そうです。診察室での，想像上のエクスポージャーなどはやらず，「実際に乗物に乗る」曝露を前提として，怖さの少ないところからやっていくという方法もあります。特急電車で1駅乗る，2駅乗るというような練習を重ねる方法です。薬物療法と併用する場合もあります。まったくの自己流で，いわば「セルフ曝露」的にやっていくと，恐怖の10点，20点，30点くらいまでは行けてもまた症状が戻ってしまうというようなことがしばしばです。専門家と相談しながら，治療を進めていただければと思います。

後は，木部さんがおっしゃった通り，部活でよい結果を出す等のストレスがあったとして，他にも人間関係のストレスが重なっているというような場合もあります。睡眠時間が少ないこと，生活が不規則なこと，また大人では，飲酒などはパニック発作や不安を強めます。薬物療法や曝露の前に，生活を規則的にして，リラックスできる時間を作ることも大事です。第2章で述べたように，甲状腺機能亢進症などが動悸や不安を引き起こし，パニック発作のように見えてしまうこともあります。カフェインの過剰摂取も同様の症状を起こします。身体の病気やアルコールやカフェインの影響がないかも確認しておく必要があります。

さらに学びたい人のために

〈専門書〉

山上敏子・下山晴彦（2010）山上敏子の行動療法講義 with 東大・下山研究室．金剛出版．

山上敏子（2016）新訂増補 方法としての行動療法．金剛出版．　※事例提示と共に，日々の臨床の場でどのように行動療法を用いるかが示されている。

【注】

＊1　表8に示したのが，DSM-5の中での「神経症圏」の疾患名である。「神経症」

というような大きな病名はなく，不安症群，強迫症群という風にいくつかのまとまりがあり，その中にいくつかの疾患名がある。DSM-Ⅳでは，強迫性障害やPTSDは，大きな「不安障害」の中に入っていたが，DSM-5では独立した扱いとなった。また，DSM-Ⅳでは，身体醜形障害は，身体表現性障害の中に入っていたが，DSM-5では，強迫症の一部となっている。個々の疾患は，昔から同じような特徴をもっているが，どの疾患とどの疾患を類似のものとして1つのカテゴリーに入れるかについては，まだ議論が続いていると言える。

＊2　学習理論とは，本来は関係ない刺激と行動が，条件付けというメカニズムにより，関連するようになると考える理論である。犬に対して，ベルの音と餌を一緒に提示すると，ベルを聞いただけで犬が唾液を出すようになるという実験は聞いたことがあるだろう。これは「古典的条件付け」と言われる。もう1つは「オペラント条件付け」と言われるもので，ネズミのケージの中で，レバーを押すと餌が出る装置を作っておくと，ネズミのレバー押しの行動が「強化」される。恐怖症などで，ある行動により不安を低下することを経験すると，その行動が「強化」される。繰り返せば繰り返すほど，行動は強固なものになる。

第7回

神経症圏内の疾患2：強迫性障害

――やめたくてもやめられない――

授業のはじめに

　前章から，神経症について考えてきました。この章では，神経症の中の強迫神経症と呼ばれてきた疾患について取り上げます。DSM-5では，強迫性障害，強迫症と呼ばれています。一般には「不潔恐怖」という言葉が知られていると思います。「手洗い強迫」という言葉も聞いたことがあるかもしれませんが，不潔かどうか以外のテーマをもつ強迫症状も多いのです。

　具体的なイメージをもっていただくために次の状況を考えてみましょう。

考えてみよう――強迫症状のある生活

「他の人が触ったものを触ると，病気がうつる気がして，100回石鹸で手を洗うか，50回アルコール綿で拭かなくては不安」という強迫症状があったとしたら，あなたの生活はどのように変わりますか？

①朝起きてからここに着くまでの行動を順番に考えながら，書いてみましょう。

②家族関係，友人関係はどのように変化しますか？

ディスカッション

　西湖さん（臨床心理士）：私は一人暮らしで，料理は苦手です。いつも，朝食は前日に適当にコンビニで買いますが，店員さんが触ったものは50回拭くとなると，面倒ですね。朝は忙しいから，寝る前に拭いておかないと間に合わないと思います。

木部さん（部活スポーツ指導者）：私は妻が作った朝食を食べますが，妻が触った皿を拭くとかすると，絶対嫌がられますね。妻にも100回手を洗えとか言ってしまいそうです。「私は汚いというのか？」と言われますね。

　加護さん（病院看護師）：何とか朝食は取れても，電車に乗って通勤するのは大変そうです。定期券だから現金には触れないけれど，つり革は触れませんね。使い捨て手袋を着用するしかないかも……。洗いすぎて手も荒れそうです。

　講師：強迫性障害などの神経症の範疇の疾患は，統合失調症などより軽いと思われがちですが，このように生活面での困難は少なくありません。では，強迫性障害の症状についてまず考えてみましょう。

📖 解説1：強迫観念とは

　強迫性障害は，英語では obsessive compulsive disorder（OCD）という。Obsessive というのは，obsession の形容詞である。オブセッションという言葉は，「こだわり」のような意味で使われるのも見かけるが，精神病理学的には強迫観念と訳される。Compulsive は，compulsion の形容詞で，compulsion は強迫行為と訳される。日本語の「強迫性障害」では，観念と行為の2つの要素があることがわかりにくいが，英語が示す通り，強迫観念があって，行為が生じるという関係がある。何かを触ると不潔になるというような強迫観念があり，それを打ち消すために，手を何度も洗うというような強迫行為が生じるのである。

　強迫行為に似た行動として，「常同行為」というものがある。これは，発達障害，知的障害，統合失調症などで，同じ動作を繰り返すというものだが，必ずしも行為の前の観念を打ち消すためではない。強迫性障害という診断には，観念と行為の関係が重要である。

　強迫観念は，「自分ではなぜそのような考えが浮かぶのかわからない」「なぜそれほど気にしなくてはいけないのかわからない」という類の考えが，本人の意志に反して頭に浮かんでしまう症状である。つまり，①無意味，不合理の自覚，②自分の意志に反して出現する，という特徴とともに，③自分の意志で抑えようとしても抑えられず，抑えつけようとするとかえってよくない，

という特徴がある。この特徴からわかるように，本人には大きな苦痛である。

　強迫観念の内容としては，不潔，危険，などさまざまなものがある。「誰かに危害を加えるのではないか」など加害の観念のこともある。観念ではなく，視覚的イメージのこともある。「子どもを殺すのではないか」というような強迫観念や，性的イメージなどが頭に浮かぶと本人には大きな苦痛である。人には言えずに悩んでいることも非常に多いが，もし人に言った場合，周囲も，この人は虐待する人なのではないかと不安に思いがちである。しかし，これらが，強迫観念であれば，頭に浮かんだことがそのまま行為になるということはない。また，これらの暴力的，性的な考えが，本人の無意識や「深層心理」を表すわけではないことには，気を付けなくてはならない。

 ## ディスカッション

　菊地さん（地域保健師）：乳児健診の後で相談を受けていると，「今日は母乳が出るか，母乳を出すにはどうしたらよいか」ということを一日中考えているお母さんがいます。他のことは考えられない様子ですが，これは強迫観念ですか？

　講師：そのような場合は，「支配観念」のことが多いと思います。強迫観念と似ていますが，支配観念の場合は，「なぜ私にこんな変な考えが浮かぶのか？」という違和感がありません。支配観念は，「自我親和的」です。他のことが考えられないことは生活に支障をきたしますが，考え自体は自分の考えだと認識されます。強迫観念の方は「自我異和的」です。

　保田さん（養護教諭）：では，高校生が「やせなきゃ」とずっと考えている場合も支配観念ですね。本人たちは，「そういうふうに考えるのがおかしい」とは思っていないので。

　講師：そうですね。「やせなきゃ」は自我親和的なことが多いですね。でも，摂食障害の治療の中で，徐々に「なぜこんなにやせることばかりにこだわるのだろう」と思うようになることもあります。支配観念については，自我異和的になることが行動変容の第一歩という面があります。

　強迫観念は自我異和的で，そのような考えをもつことを本人は非常に苦しく思っているのです。自分でも苦しいのに，「そういうふうに考えるのはやめなさ

い」と人から言われるとさらに苦痛となります。本人の心の中の葛藤を知らず，行動だけを見て叱責してもあまり治療効果はありません。

　周囲が叱責するのは，周囲の人が，何を許容範囲と考えるかにもよりますね。DSM-5の診断基準でも，その行動が「明らかに過剰」な場合に診断するとなっています。例えば，コロナウイルス感染が広がった後は，1年前に比べれば「頻繁に手を洗う」「頻繁に消毒する」などの行動が「明らかに過剰」とは言いにくく，周囲の叱責が少なくなる面はあるでしょう。診断には，現実のリスクに照らし合わせて，リスクを消す効果が考えにくい「打ち消し行為」に必要以上の時間をかけているかを慎重に判断します。

 ## 解説2：強迫行為

　強迫行為は，手洗い強迫，確認強迫などと呼ばれるように，何度も手を洗ったり，鍵が締まっているかどうかを何度も確認したりするものである。強迫観念を打ち消すための行為だが，周囲には，行為しか見えないので，意味不明な行為に見える。「完璧に手をきれいにしよう」と思っても，細菌が1つも手についていないかどうかは確認しようがない。このため，「100回洗う」など数のルールを決めるようになり，一種の儀式やおまじないのようになってくる。100回洗っている途中で邪魔された時に言い争いになったり，周囲にも100回洗うことを要求する場合などがあり，家族も巻き込まれてしまうことが多い。

　患者が思春期で，親に手を洗わせているような場合は，親が症状に巻き込まれないよう指導することもできる。しかし，母親に不潔恐怖があり，幼い子どもに何度も手を洗わせていたり，ルールに従わないと食物を食べさせないようにしているような場合は，虐待としての対応が必要になる場合もある。このように，強迫症状は，周囲への影響もあることに気を付けておく必要がある。

　なかには，手洗いなどの行動ではなく，強迫観念を頭の中の別のイメージで打ち消そうとするなど，強迫観念への対処がすべて頭の中で行われている場合もある。その場合は，本人が詳しく話さない限り，周囲には「ぼんやりしていることがある」としか見えないので注意が必要である。

ディスカッション

　児島さん（保育士）：頭の中で，ずいぶんたくさんのことが起きているのですね。外からは全然わからないと思いますが，かなり苦しそうです。

　助川さん（助産師）：強迫性障害の治療は，強迫観念を消さなくては行為も消えないということになりますか。どうやって消すのでしょうか。自分で消そうとすると消えないということでしたが。

　講師：治療にはさまざまなものがあります。薬物療法は，強迫観念にも効きますが，観念が浮かんでもそれを打ち消す行為を行わないようにする行動療法（曝露反応妨害法）などもあります。

 解説 3：強迫性障害の治療

　強迫性障害の薬物療法として，以前は抗不安薬が主に用いられたが，現在では，うつ病の治療に用いられる選択的セロトニン再取り込み阻害薬 SSRI が第一選択である。強迫観念や行為にもセロトニンが関わっており，セロトニン機能を高めることで改善するのだと思われる。

　曝露反応妨害法は，強迫観念を行為で打ち消すことをさせないという治療法である。本人が不潔と考えるものを触る場合を考えると，普通は，触ると不安が最大限高まり，手を洗うことで不安が軽減する。このために，手を洗う行為は繰り返される。反応妨害法は，本人が汚いと考えるものを触った後，手を洗わせない。不安が最高の状態になるが，人間の心理・生理として，最大の不安は長時間は続かず，だんだん不安は低下してくる。これを馴化 habituation という。馴化すると，不安100％だったものが70％くらいになる。そうすれば，次に同じものを触った時は，以前の70％の不安であることが期待できる。さらにここで手洗いをしなければ，さらに馴化が起きて，不安のレベルが下がることになる（図 4）。

　このように，曝露反応妨害法は，馴化（慣れ）を利用して，同じ刺激に対する反応を弱めていく方法である。治療当初は大きな苦痛を起こすので，本人が治療の意義を理解し，強い治療動機がある場合にのみ行われる。

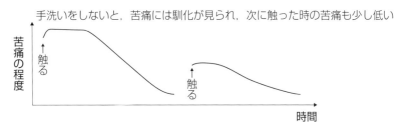

図4　曝露反応妨害法のメカニズム

💬 ディスカッション

　小川さん（小学校教諭）：こういう治療法があるとは初めて知りましたが，確かに最初の苦痛が大きそうです。

　講師：「一番不安をかき立てられることをあえて行う」という方法は，恐怖症の治療でも行われることをお話ししました（→第6回）。大きな苦痛を伴うので，トレーニングを受けた治療者が行うものです。中途半端に家族や友達が試みたりしないようにしましょう。

　児島さん（保育士）：「ベッドを降りる時に右足から降りないと悪いことが起きる」と思うとか，強迫は，一般の人も軽い形でもっている気もします。子どもなどは特にそうではないでしょうか。軽いレベルならば，強迫症だと言わなくてよいのですね。

　講師：多くの「おまじない」や「儀式」は，強迫のメカニズムと似ていますね。人間の生活には不安が多く，「これをやると大丈夫」という，不安を軽減する強迫行為的な方法を，昔から人間はとってきました。多くの精神疾患と同じように，強迫性障害にも「グレーゾーン」があります。症状が生活に支障をきたした時に

治療を考えるということになるでしょう。

　小川さん（小学校教諭）：もともと整理整頓が好きな人がなりやすいとか，何かなりやすい性格などはありますか？

　講師：確かに，もともと細かいことまで気付くタイプの人が発症する場合もありますが，そうでない場合もあります。産後，周囲でノロウイルスが流行して，感染に強い不安を抱いてしまったとか，第１子を乳幼児突然死症候群で亡くされ，何か感染だったのではないかと気になり始めた等の発症形式もあります。

　助川さん（助産師）：産後にうつっぽいとか調子が悪いと，こだわりが出てくる方がいらっしゃる印象があります。哺乳瓶をどれくらい消毒すると安心できるかとか，黴菌がうつるから健診には連れて行きたくないなど，産後は，不潔恐怖関連の相談も非常に多いです。

　講師：産後のケースは，うつ病が合併している場合もあり，うつの治療をすると，強迫症状も収まることもあります。

　哺乳瓶に細菌がいないかとか，健診の場に細菌がいないかという心配自体は，理解できる範囲です。健康な時はそのような心配が頭に浮かんでも他の大事なことに意識を転じたり，何か対処法を考えたり，大丈夫と思えばそれ以上考え続けないということができると思います。心配がいつも頭を占める支配観念の状態になっていたり，強迫観念が生じる場合は，うつの可能性も考えておいた方がよいでしょう。ぜひ精神科に相談していただきたいと思います。

さらに学びたい人のために

〈専門書〉

飯倉康郎（2010）精神科臨床における行動療法—強迫性障害とその関連領域．岩崎学術出版社．

飯倉康郎・芝田寿美男・中尾智博・中川彰子（2012）強迫性障害治療のための身につける行動療法．岩崎学術出版社．

〈当事者・自分で治療に取り組んでみたい人に〉

飯倉康郎（1999）強迫性障害の治療ガイド．二瓶社．　※当事者が自分の行動や症状を記録しながら治療に生かすための本。

第 **8** 回

神経症圏内の疾患３：転換性障害

――身体に現れる心の痛み――

授業のはじめに

　ここでは，心理的葛藤が身体の症状として表れる「転換性障害」について学びます。

　昔は「ヒステリー」とか「転換ヒステリー」と言われていたものですが，「ヒステリー」というと，女性が感情的になって癇癪を起こしているようなイメージが流布されすぎたので，この言葉は使わなくなっています。うつ病でも身体の具合が悪くなる様子を見ていただきましたが，転換性障害では，具合が悪いというよりは，身体を動かす機能や知覚が失われるといったという表れ方をします。

　次の事例を見てみましょう。

考えてみよう――足が動かなくなった12歳女子Kさん

　母親は小学校１年の時に病死したが，死因はKさんには伝えられていない。父親は仕事が忙しく，養育は，祖母や叔母（独身）に任せきりである。叔母は，熱心にKさんの世話をしてくれるが，融通の利かない性格で，躾に厳しい。近所に，やはり母親を亡くした子ども（８歳女児）が地方から転居してきて，Kさんはその子と仲良くなった。しかし，叔母が「育ちが悪い」その子と遊ぶのを快く思わず，遊びに行かせない日が続いた。Kさんは，急に右足が動かないと訴え，登校もできなくなった。

　叔母は，「そんなことではいけない」とますます厳しく接し，近所の子と遊ぶのも禁じたが，状況が良くならないため，小児科医に相談した。検査の結果，身体疾患はなく，教育相談室に行くよう勧められた。

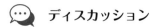 ディスカッション

　講師：Kさんの問題をどう見立てますか。どう対応したらよいでしょうか。

　小川さん（小学校教諭）：これは家庭に問題ありですね。叔母さんがなぜこんなに厳しいのか聴き取りが必要だと思います。虐待と言えるかどうかわかりませんが，自由を与えなさすぎだと思います。

　西湖さん（臨床心理士）：お父さんにも事情を聞いてみたいですね。この子が母親の死をどう受け止めているかも大変気になります。

　児島さん（保育士）：何よりもKさん本人の本音を聞いてみたいです。

　講師：このKさんのようなストーリーを皆さんはどこかで聞いたことがありませんか？　実は，Kさんの事例は，『アルプスの少女ハイジ』のクララを頭において書きました。

　児島さん：え！　そうですか。では地方から来た子はハイジですね。

　講師：その通りです。ハイジにもいろいろ症状がありますが，まずクララであるKさんから見てみましょう。この病歴の中の叔母さんは，物語では，ロッテンマイヤーさんという養育係です。とても厳しい方として描かれています。

　ヨハンナ・スピリによるオリジナルの本『ハイジ』は日本語訳が手に入りますが，クララの母親の死因はどこにも書かれていません。そして父親はいつも仕事で出張しています。

　児島さん：その寂しさが，足が動かないという症状に出たのですか？

　講師：寂しいから足が動かなくなる，という簡単な図式では説明しきれないと思います。物語の中にあるように，クララはとても「良い子」です。足が動かない不自由にも文句を言わないのです。

　小川さん（小学校教諭）：これまで，クララは健気な子というイメージで納得していたけれど，もしこういう子が現実にいたら，ちょっと不自然ですね。

　講師：そうですね。これはあくまでも物語ですが，このような転換性障害は現実にもあり得ます。寂しいというような気持ちが，本人には感じられなくなっている心のメカニズムが問題です。「良い子」の意識の中は，「優しいお父様を悲しませてはいけない」というような気持ちが強いと思いますが，もし彼女の「本音」を覗けたら，どんな想いがあるだろうと想像できますか。

福山さん（精神保健福祉士）：お父さんはなぜいつも自分を放っておいて，ロッテンマイヤーさんに預けっぱなしなの？とは思いますよね。私だったらかなり頭にくると思います。寂しさももちろん感じると思います。

加護さん（病院看護師）：お母さんが亡くなった理由をどうして誰も教えてくれないんだろう，聞いちゃいけないんだろうか，というのも悩むでしょうね。

木部さん（部活スポーツ指導者）：車椅子なんか不自由だ，どうして自分の足で駆けまわれないんだろうと思うのでは？　本人は，身体の病気だと思っているかもしれませんが，それにしても歩いたり走ったりしたいという思いはあるんじゃないでしょうか。

講師：そうですね。本音をもし聞き出すことができれば，そのようなたくさんの思いがあるはずですが，クララはそのことを感じていません。「良い子でいなければ」という意識が強く，そのような本音は「抑圧」されています。

📖　解説1：心の模式図——交流分析を知る

図5〜9に，「交流分析」という考え方を援用した，心の模式図を示してみた。心の成り立ちをどう考えるかはさまざまな理論があり，転換性障害の理解の方法にもさまざまなものがある。ここで図示して考える1つの方法として交流分析を用いてみる。心は複雑なものなので，ここで示すのは非常に簡略化したものである。簡略化することでイメージを皆で共有して考えるために使用する。

交流分析というのは，エリック・バーンという心理学者が，フロイトの精神分析をベースに，人と人とのやりとりで何が起きているかを可視化したものである。フロイトは，人間の心は，現実的合理的判断をする「自我」の部分と，本能で動く「イド」と，本人に規範を示したり禁止をしたりする「超自我」からなると考えた。交流分析はこれを少し擬人化した表現にして，超自我に相当するところは，「Parent：親」とし，この中に，厳しい親（Critical Parent：CP）と優しく保護する親（Nurturing Parent：NP）があるとした（図5）。

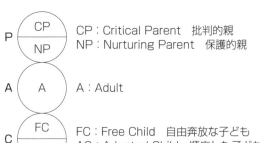

図5　交流分析の考え方

 ディスカッション

児島さん（保育士）：なるほど，親にその２面があるのはよくわかります。

　講師：そして，冷静，合理的判断するのは「大人：Adult」です。そして，子どもの部分に「Free Child：FC 自由な子ども」の部分と，「Adapted Child：AC 適合した子ども」の部分があると仮定しました。適合した子どもというのは，いわゆる「良い子」ということです。

　保田さん（養護教諭）：これもよくわかります。AC が大きすぎるといろいろ問題が起きてきますね。

　講師：その通りです。交流分析では，二者間のやりとりをこの３つの部分を用いてみていきます。普通の大人同士の対話は，ＡとＡで行われ，大きな問題は生じません。図６には，病院の看護師と患者さんのやりとりを示しました。

　しかし，例えば，病院というセッティングでは，看護師は「食事は食べられましたか」とＡからＡに話しかけたつもりでも，不安な患者さんは「俺はがんなのに食欲があるわけないだろう」と怒り出すこともあります（図７）。これは患者さんの大人の部分でなく，「言いたいことは言ってしまう」FC（自由な子ども）が，看護師のＰに向かって言葉を発してしまい，矢印が交錯します（図７）。患者さんは，単に怒っているというより，この看護師さんならば文句を言っても受け止めてくれるはずだという依存の気持ち，信頼とも言える気持ちがあったのかもしれませんが，交錯したやりとりでは，双方に嫌な気分が起きています。一方，同じ病院の場面であっても，看護師が親役割，患者さんが子ども役割でやりとり

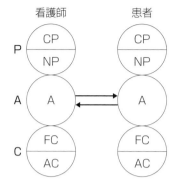

看護師：食事はお済みですか？

患　者：はい終わりました。ありがとう。

図6　交流分析の考え方

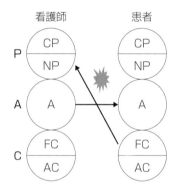

看護師：食事はお済みですか？

患　者：がんかもって言われて，検査受けるために入院してるってのに，食事が食べられるわけないだろっつうの。無神経なんだよ，まったく。人の気持ち考えろよな。

図7　交差的（交錯的）交流

に問題が生じない場面もあります（図8）。

　加護さん（病院看護師）：確かに，病棟で患者さんとのやりとりが難しい時というのは，矢印が交錯しているというのはよくわかります。

　講師：さて，図9では，やりとり以上に，心のあり方として，P，A，Cの大きさに注目した模式図を書いてみました。ロッテンマイヤーさんは，その人格の中で，Pの中の批判的な親（PC）が非常に大きい方です。健康な大人には，自由さ，茶目っ気などFCの部分があるはずですが，彼女にはFCはなかなか見つけにくいですね。

　中原さん（中学校教諭）：なるほど，人間的に魅力的な人というのは，生き生きしていたりお茶目だったり，どこかにFCがある感じですね。FCがないと，

患者
看護師
P
A
C
CP
NP
A
FC
AC
CP
NP
A
FC
AC

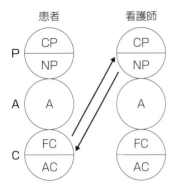

患　者：明日の手術はうまくいくかしら。
　　　　何だか不安になってきました。

看護師：きっと大丈夫ですよ。心配しないで
　　　　ゆっくりお休み下さい。

図 8　相補的（相互的）交流

ロッテンマイア：「ハイジのような子はあなたの
　　　　友だちとしてふさわしくありません」
クララ：「…はい」

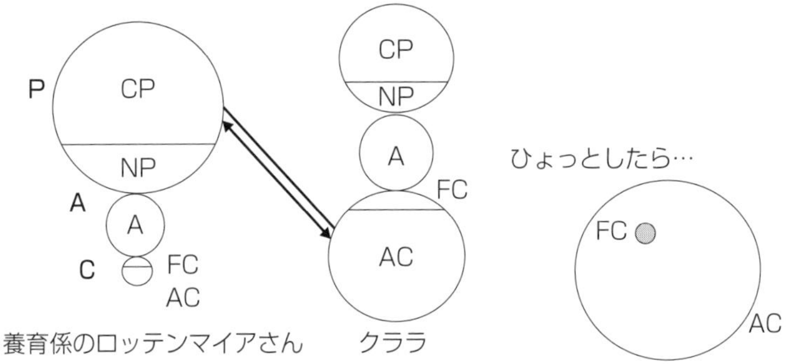

P
CP
NP
A
A
C
FC
AC
養育係のロッテンマイアさん
CP
NP
A
FC
AC
クララ
ひょっとしたら…
FC
AC

図 9

ロッテンマイヤーさんのような堅苦しい感じになるんですね。

菊地さん（地域保健師）：この図を見ると，クララだけでなく，ロッテンマイヤーさんのメンタルは大丈夫だろうかと心配になりますね。バランスが悪すぎると言いますか

講師：確かにそうです。ロッテンマイヤーさんタイプは，自分のやり方がうまくいかなかった時に調子を崩すことはあります。冒頭のKさんの叔母さんもそうかもしれませんね。

木部さん（部活スポーツ指導者）：そして，クララはFCがものすごく小さく，

FCを大きくするのはなかなか大変だということですね。

　講師：その通りです。このように，転換性障害の発症のメカニズムは，「寂しいから足が動かなくなる」という，見えやすい因果関係ではなく，「寂しさはあるのにそんなことを感じてはいけない」と押さえつける気持ちが強いこと，この図で言えばACやCPが大きすぎることが問題です。

　このような場合，患者さんの中では，寂しさや怒りは感じるべきではない感情ですから，身体の症状に「転換」すると考えられています。身体化すれば本人は安心したり満足だったりすることもあります。身体に症状があると，周囲が優しくしてくれたりするので，寂しさが根底にある人には，症状があることが「役に立って」しまうこともあります。

　このような状態を表すのに「疾病利得」という言葉もあります。かまってもらおうとわざとやっているのとは違うので，慎重に使うべき言葉ですが，症状が長く続くメカニズムとしては知っておくべきでしょう。

　クララの場合は，足が悪いから周囲がことさら優しくしているというわけではないようですが，「足が悪いのに健気」と周囲にみられることは，本人の心の支えになってしまっているかもしれません。

　菊地さん（地域保健師）：これだけ抑圧しているとしたら，本音はどうやって引き出すのでしょうか？

　講師：工夫が必要なところですね。先ほど児島さんから「Kさんの本音を聞きたい」という意見が出ました。もちろんKさんと話をしてみなくてはいけませんが，小さなFCがACに埋もれたような状態では，どんどん本音が出てくることは期待できません。

　最初は治療者との信頼関係を作りつつ，プレイセラピーなどの中で，少しずつそれまで抑えられていたものの表出を待つとか，並行して，家族の面接を重ねてKさんにとって安心な環境を作り出す等の働きかけが必要です。

　Kさんの例では，叔母さんがKさんに見せる厳しさの背景には，叔母さんが抱えている問題もありそうですので，別途叔母さんのカウンセリングなどが必要になるかもしれません。

　よく，「本音を吐き出せてすっきりさせる」のが治療のように思われていることもありますが，本音を意識するのが怖くてこのような症状になっているわけな

ので，無理やり吐き出させるような対応は望ましくありません。

また，何が「本音」か，本人が語るまではすべて周囲の推論にすぎません。「寂しいに違いない」「怒っているに違いない」というのは，あくまでも周囲の仮説として考え，その仮説で間違っていないかを確認しながら治療を進めます。

小川さん（小学校教諭）：『アルプスの少女ハイジ』では，クララはアルプスに行き，ペーターが車椅子を壊すことで歩けるようになりました。そんなふうに治ることもあるのでしょうか。

講師：クララの例は，息苦しい家での生活を離れて自然の中で過ごす転地療養の要素と，お互いをよく知る仲間（ピアグループ）の力がうまく働いたケースですね。

さまざまな好条件が重なると，このような展開もあり得ますが，意図してこのような経過をたどらせるというのは難しいと思います。家族から切り離して自然の中で鍛えれば必ず治るというものでもありません。民間療法で，親との連絡を絶って共同生活をさせるようなものがありますが，この方法には慎重であるべきです。

ハイジの話では，車椅子が使えなくなったことが，症状の消失に役立っていますが，これは，子どもらしい生活をしていなかったクララに，同世代の関係ができ，その中でできた出来事だからです。大人が「甘えるな，歩け」と車椅子を壊してもうまくいかないと思います。

転換性障害には，失声，目が見えないなどもありますが，失声の人に無理やり発声練習をさせたりしても改善しない場合が多いと思います。そもそも転換性障害が発症する環境では，クララの例のように，本人の気持ちの言語化が歓迎されていない場合が多いのです。そのような環境では，周囲の対応は，症状がある人を車椅子の病人として扱うか，甘えさせてはいけないとさらに厳しくするか，極端になりがちです。本人が自分の思いを話しても安全だと思える場で話を聞く必要がありますね。

一般的な治療としては，本人のカウンセリングで少しずつ自由な部分を育て，家族カウンセリングも行うことになると思います。治療経過の中では怒りが出てきたりもします。

小川さん：FC が育つ過程でそういうこともあるということですね。ハイジの

お話では，ハイジもクララも，両親の存在が希薄ですよね。亡くなっている場合は致し方ないですが，現代でも，親の虐待やネグレクトで，自由な子どもらしい生活ができずに AC だらけになっている子どもと共通点があるのではと思いました。

　そのような子どものケアの途中で，彼らから突然怒りが出てきたり，甘えが出てくることがあると聞いています。

　講師：いわゆる「赤ちゃん返り」や怒りは，治療の過程ではよくみられます。でもあまり暴力的になって周囲も抱えきれなかったり，赤ちゃん返りを繰り返すことが治療的でないことがあります。男性治療者が，女性相談者に赤ちゃん返りを勧めるような「治療」をして問題になったことがありました。きちんとした見立てと見通しをもち，周囲とも連携して援助していくことが必要だと言えるでしょう。

📖 解説2：転換ヒステリーの症状への対応

　ここで示した「転換性ヒステリー」は，19世紀の精神医学の中でしばしば語られ，精神分析学の創設者フロイトにも多くの記述がある。精神分析はヒステリーへの対応から生まれたとも言える。薬物療法ではなく，心理療法や環境への働きかけによって完治し得る疾患であり，精神疾患の治療のメカニズムを知る上で重要な「古典的」疾患である。転換ヒステリーの典型的な症状には，失立，失歩，失声，視覚障害などがある。神経疾患を疑わせるが検査してみると異常がみられず「心因」だろうという結論になる場合が多い。最初は身体疾患を疑うので，Kさんのように，神経内科や小児科を初診するのが普通である。

　これまでも話題になったが，ここで「身体的には病気は何もない」という結果が，「気のせい」「わざとやっている」というようなニュアンスで伝えられたり，そう言われたと本人が思うようなやりとりになると，問題解決が難しい。転換性障害は，詐病（仮病）のような意図的なものとは異なる。心理的葛藤について本人は「無意識」であって，わざとではないのが重要なところである。しかし，病状が長引けば，周囲の人が優しくしてくれたり，何ら

かの金銭的な保証があるなどの「疾病利得」が生じ，症状を捨てにくくなってしまうという面はある。発症の早い段階で正しく診断し，転換性障害ならば，「身体が不自由なかわいそうな人」のような「患者役割」が固定しないようにしなくてはならない。

　一方，無意識になっている葛藤について明らかにするプロセスでは，さまざまな対人関係の問題や虐待，暴力の問題などが出てくる場合もある。「悩んでいることを言ってみろ」と説明を一方的に強要したり，「そんな目にあったはずがない」と最初から疑いの目で見るのは望ましくない。

💬 ディスカッション

中原さん（中学校教諭）：ヒステリーというと，女性のイメージですが，やはり女性に多いのですか？

講師：「ヒステリア」というのは，もとは子宮という意味で，昔から女性の病気のように言われてきました。女性は感情的というようなイメージとも一体化していたと思います。しかし，戦場で男性兵士が目が見えなくなったり，けいれん発作が起こったりする戦争神経症という病状が知られています。戦場ではなくても男性にも失立失歩などは起きることもあり，女性だけの問題ではありません。

　フロイトが治療したヒステリー患者として知られるアンナ・Oさんという女性はその後，女性や児童の社会福祉分野や参政権運動で活躍されました。社会の中で女性に期待される言動と，本人の資質の間で葛藤を生じて発症するようなことも多かったのだと思います。

さらに学びたい人のために
〈専門書〉

Breuer J, Freud S 著／金関猛訳（2013）ヒステリー研究（中公クラシックス）．中央公論新社．　※ヒステリーを精神分析的に治療する原点と言える書籍．

宮本信也・生田憲正責任編集／齋藤万比古総編集（2010）子どもの身体表現性障害と摂食障害（子どもの心の診療シリーズ）．中山書店．　※転換性障害も含めた児童領域の身体表現性障害についての書籍．

新里里春・水野正憲・桂戴作，他（1986）交流分析とエゴグラム．チーム医療．

Stewart I 著／日本交流分析学会訳（2015）エリック・バーンの交流分析．実業之日本社．

〈一般向け書籍〉

スピリ, J. 著／竹山道雄訳（2003）ハイジ（上，下）（岩波少年文庫）．岩波書店．　※『アルプスの少女ハイジ』として知られる作品の原作。クララやハイジの生活が詳しく描かれている。

第**9**回

心的外傷後ストレス障害（PTSD）

──トラウマが心にもたらすさまざまな影響──

授業のはじめに

　PTSD やトラウマという言葉は，一般にもよく知られるようになっています。これらの言葉は，かなり広い範囲に使われるようになっていて，「同僚に嫌なことを言われてトラウマになった」というような使い方もされています。しかし，精神科で posttraumatic stress disorder（PTSD）と言う場合は，瀕死の経験またその目撃，激しい暴力の経験あるいはその目撃など，生命の危機や心身の安全が損なわれるような体験のことを指します。もちろん，「嫌なことを言われる」ような体験もストレスであり，心身の不調を引き起こすことがありますが，PTSD とは別のカテゴリーで考えるということになります。

　PTSD を引き起こす出来事としては，自然災害や戦争など多くの人に被害が及ぶものから，交通事故，火災，レイプ，ドメスティックバイオレンス等，主に個人の単位で経験するものまで多岐にわたります。父親が母親に暴力をふるうのを子どもが目撃したため発症した事例も多数あります。自然災害などでは，多くの人が同じ体験をするので，自分の体験を人に信じてもらえないということは少ないのですが，個人が体験するレイプなどの被害者は，体験を信じてもらえなかったり，人に言えずに孤立するという問題もあります。もちろん大きな自然災害では，生活基盤が大きく損傷されるという問題が大きく，回復過程にも影響します。このように，PTSD を起こすトラウマはさまざまですが，いずれの場合も，体験のフラッシュバックや回避など，症状の表れ方は類似します。

💬 ディスカッション

児島さん（保育士）：言葉の暴力的を含めれば，子どもに対して，いわゆるト

ラウマになることは，家庭内でしばしば生じていると思いますが，瀕死の体験かというと，違う場合も多いかもしれません。でも子どもの場合，1回の言葉の暴力が問題というより，日頃からネグレクト傾向にあるとか，両親の関係が悪いとか，周囲から孤立しているなどさまざまな問題が重なっているように思います。

講師：子どもの場合，おっしゃる通り，さまざまな問題が重なっていることが多いです。そのことについてもこの章で考えていきましょう。

ますは，典型的な成人の PTSD から検討していきたいと思います。

😕❓ 考えてみよう──交通事故後の PTSD が長引いている主婦 D さん

夫の仕事の都合で，D さんは 2 年前から海外で生活している。夫婦で郊外をドライブ中に交通事故にあった。医療事情が悪い国で，検査や治療が開始するまでにかなりの時間を要し，強い死の恐怖を味わった。頭部を強く打撲し，吐き気もあって，脳が壊れたのではないかと心配であった。病院では異常はないと言われたが，事故の場面を繰り返し思い出したり，恐怖のために車に乗れなくなったりして生活に困難を来たしたため，事故から 1 カ月後に夫とともに一旦帰国した。

検査のために入院したが，突然事故のことを思い出して泣き出したり，夜中に事故を思い出して覚醒したりした。検査の結果，頭部には問題は見られなかったが，D さんが強い腰の痛みを訴えるため，念のために整形外科的精査も行うことになった。夫は仕事に戻らねばならず，D さんは 1 人で国内に残ることになった。夫は，「心配した脳には何も問題がないのだし，腰痛も気のせいではないか。早く元気になってくれなくては困る」と厳しく言って赴任地に戻った。

D さんは，夜中に不安を感じてナースコールを押すことがしばしばとなり，精神科に診察依頼があった。もともとの D さんは，弱気な性格ではなかったため，面会に来た実家の家族も驚いていた。

ディスカッション

加護さん（病院看護師）：交通事故による PTSD ですね。頭には問題はないと言われて安心してもいいのに，今度は腰の問題が出てきて長引いていますね。

講師：はい，このような展開はしばしば見られます。なかには，検査をすると，脳に異常が見られることもあり，そのような場合は状況が複雑になります。D さんのように，脳に問題がない場合，そのように伝えると安心するケースももちろんあります。しかし，それで事態が好転しないことも多いのです。

仁田さん（医学生）：うつ病の主婦 B さん（49頁）と同じで，「身体には何も問題がない」というメッセージが正しく受け止められていない気がします。医療者側が「気のせい」と言っているわけではようですが……。

講師：身体はどこも悪くないと医療者が言い続けても，「こんなに苦しいのに」と反感を買うだけという場合があります。むしろ，「今経験しているのは PTSD といって，大きなトラウマの後にはしばしば起きること。PTSD だからといって，あなたが弱い人とかずっとこのままというわけではない」ことを伝える必要がありますね。このような働きかけを normalize という言葉で表現することがあります。直訳すれば「正常なものにする」ということですが，「そのような反応は，そのような事故の後には，当然の症状だ」ということを伝えることです。

西湖さん（臨床心理士）：D さんのご主人は，逆に「普通じゃない」というメッセージを伝えている感じですね。このままだと，ご主人の赴任地に戻ることを回避するというか，ご主人との生活を回避することになるのではと思います。

講師：可能性は大いにありますね。

加護さん（病院看護師）：このような場合，大きな病院ならば，院内の精神科医とかリエゾンチーム*1 に対応を依頼することが多いと思います。外科系しかないような小さい病院の場合も，PTSD であることを説明して，精神科受診やカウンセリングをお勧めするところまではやらなくてはと思いました。身体の方は問題ありませんよ，というところで終わってしまうことが多い気がします。

講師：PTSD であることを説明して治療を勧めていただけると，患者さんはとても助かりますね。

解説１：PTSD の症状

　PTSD の症状は多彩だが，いくつかの群に分けられる（表10）。１つは「侵入症状」「再体験症状」と言われる症状群である。「フラッシュバック」という言葉で知られているように，トラウマを思い出すような物事に接した時に，まるでトラウマの場所に戻ったかのように，その体験をありありと思い出すという症状で，大きな苦痛を伴う。その出来事をもう一度体験しているような悪夢を見ることもある。子どもの場合は，トラウマの場面を再演するような遊びをすることもある。

　もう１つは「回避症状」で，再体験を避けるために，思い出すきっかけになりそうな物や場所を避けるという症状である。D さんは事故の後，車に乗るのを回避していたが，火災の後 PTSD になった場合，火を見るのが耐えられなくなり，料理も避けるというような場合もある。こうなると，生活上大きな支障をきたしてしまう。再体験症状も大きな苦痛だが，その人の社会参加をどの程度制限するか決定するのは回避症状とも言える。

　もう１つは，感情麻痺と呼ばれるような症状である。回避が続いているうちに，楽しい，嬉しいなどの感情が薄くなり，感情的に引きこもったような状態になってしまう。「未来が縮小した感覚」という表現が用いられることがあるが，自分は今後，絶対にもう普通の生活はできない，他の人とはすっかり違ってしまったというような感覚をもってしまうことがある。

　もう１つは，覚醒亢進症状である。小さな音など些細な刺激で飛び上がるような驚愕反応が起きたりする。入眠困難や浅眠もこの症状に含まれる。

 ディスカッション

　保田さん（養護教諭）：「トラウマ」というと，最近になって，マスコミで目にすることが増えましたが，災害や事故は昔からありますよね。現代人が弱くなったりコミュニティの力が弱まっているから生じているのでしょうか。それとも昔から PTSD はあったのでしょうか。

　講師：昔からあったと考えられます。シェークスピアのヘンリー４世という戯

表10　PTSD の症状[1]

①**侵入症状**：その出来事が再び起こったかのように体験する「フラッシュバック」，出来事に関連する悪夢，その記憶が強い苦痛とともに反復的に自分の意志に関わらずに繰り返されるなど ②**回避症状**：その出来事あるいはその記憶を思い起こさせるような場所，状況などを持続的に回避する ③**認知と気分の陰性の変化**：その出来事についてある部分の想起ができなくなる，将来への悲観，持続的な陰性感情（恥，罪悪感，恐怖など） ④**覚醒度や反応性の変化**：過剰な警戒心や驚愕反応，集中困難，睡眠障害 ⑤これらのために生活に支障をきたしている

表11　シェークスピアの戯曲にみられる PTSD 症状[2]

ホットスパー：ああ，ケートか。2 時間後におれは出かけるぞ。 夫人：まあ，あなた，なぜそのようにいつもおひとりで？（中略） 　　いったいなにがあなたから，食欲も，快楽も，安眠までも奪ってしまったのです？ なぜ下ばかり向いて，ひとりでおいでの時など突然ハッと驚いたように立ち上がったりするのです？ 妻への愛と夫に対する妻の権利とを私からとりあげ，うつろな物思いととげとげしい憂鬱に沈むのです？ ときどき浅い眠りに入っても，おそばで眠られぬまま聞いていると，うわごとのようにつぶやくのは激しい戦のことばかり。はやる軍馬に命令をかけたり（中略）戦死した兵士，というような，なまなましい戦闘のことのみ口走っておいでになる。

曲には，表11のような部分があります。

　ここで兵士ホットスパーの夫人が訴えているのは，悪夢や，驚愕反応，感情麻痺など PTSD の診断基準そのままのような病状です。PTSD は，死にそうな体験に対する心身の反応ですので，人類の歴史には災害や戦争がある以上，古くからあったものと思われます。しかし，1 人で抱えて誰にも相談しなかった人も多いのではないでしょうか。

　児島さん（保育士）：交通事故の後，本人にも「むち打ち」症状があり，同乗していたお子さんにも大きな怪我があり，回復に長い時間がかかった友人がいます。

　講師：PTSD を引き起こすような事故や災害は，身体の外傷を伴うこともしばしばあります。脳挫傷などを伴うと，それが精神症状を引き起こすので，精神症状は複雑なものになります。

　また，意図したわけではないのに自分が加害者になってしまったり，あるいは，

自分だけが生き残ったりすることによる罪悪感も症状を長引かせます。事故など
に関して、裁判や補償の問題を抱えていると、症状が長引くこともあります。

 ## 解説2：PTSDに伴うさまざまな問題

　PTSDは、心理的な影響だけではなく、身体や生活に大きな影響を及ぼす。
事故などの場合、事故後に車椅子生活になる場合などもあり、社会復帰に多
くのエネルギーと時間を要することも多い。また、事故や災害で仕事を失っ
たり、家族が仕事を失って、生活が変わってしまうこともある。災害などで
は、住む場所を変えなくてはいけないこともある。このように、PTSDを起
こす出来事にはさまざまなライフイベント（56頁）を伴うことがしばしばあ
る。ライフイベントは、うつ病のきっかけになることが知られているが、ト
ラウマの後、ライフイベントが短期間に複数重なると、PTSDだけでなく、
うつ病なども発症しやすくなる。また、PTSD症状を飲酒で忘れようとし、
アルコール乱用の状態になってしまうこともある。
　トラウマの後の生活の変化に、全部一気に対応するのは困難なことも多い
が、PTSD以外の症状が存在する可能性を念頭に置き、少しずつ解決してい
く。当事者が孤立しないようにするのが何より重要である。

 ## ディスカッション

　児島さん（保育士）：暴力の目撃でもPTSDになるということでした。家庭内
で父親が母親に暴力をふるうような場合、自然災害のように1回ということでは
なく、何回も、日常的に暴力的な場面にさらされているということがあると思い
ます。その場合は、1回の特定の出来事のフラッシュバックが起きるのとは違う
精神症状になるのではないでしょうか？　もちろん、1回だから軽いということ
ではないと思いますが。
　講師：そうですね。夫婦間の暴力を日常的に目撃するような環境では、本来き
ちんとケアされ、守られるべき子どもがネグレクトされる傾向がありますし、子
どもにも身体的、性的、心理的暴力や言葉の暴力が及んでいることが珍しくあり

ません。子どもに暴力が及んでいる場合，もう一方の親が全然助けにならないのが問題ということもしばしばあります。

逆に，父親の暴力があって，母親が心配して父親と子どもをいつも見張ったり，そばにいる状態が長年続くこともあります。子どもが守られるのは適切なことですが，外に助けを求めず母子の非常に近い関係が続くと，本来は思春期に見られるはずの，親への健康な範囲の反発や独立心が育たないことがあります。父親の暴力が母親にも及んでいると，外に出ていくことに罪悪感を感じる子どもも多いのです。

このような環境でずっと育つと，大人との安定した信頼関係が築きにくく，自己像も非常に不安定になりがちです。1回の出来事によるPTSD以外の要素があり，症状も複雑なので，複雑性PTSDという用語も用いられます。複雑性PTSDになりますと，その人のあり方そのものに影響が及び，境界性パーソナリティ障害（→第12回）などと類似した状態になります。

小川さん（小学校教諭）:よく報道される通り，子どもの場合，家庭内の虐待は，子どもをその環境から救い出すかという大きな決断を迫られます。PTSDの症状があるかどうかというようなことも判断の基準になるのでしょうか。

講師：子どもの場合，学校では症状の判断が難しいことが多いと思います。PTSD症状があれば強い暴力が行われていることを示唆しますし，たとえPTSD的症状を訴えなくても，子どもに対する基本的なケアがなされていない場合は，児童相談所と連携して，早期の状況評価が望まれます。

木部さん（部活スポーツ指導者）：大人の1回のトラウマの場合に戻りますが，トラウマの経験がある方への声のかけ方に自信がありません。傷ついている人に何か余計なことを言って，さらに傷つけてしまわないかと心配です。

仁田さん（医学生）：特に男性の立場から，女性に声をかけるのは難しいと感じます。男性からの暴力の被害者の方などで，「男性は全部いや」となっている場合がありますよね。

講師：確かに暴力を受けてしばらくは，男性を見るだけで怖いという場合が多いです。少し症状が和らぐまでは，配慮が必要ですね。

助川さん（助産師）：でも，女性が声をかければすべてうまくいくかというと，そうでもないと思います。大変な難産の後，死産された方などはPTSDに当て

表12　トラウマを受けた本人に負担を与える声かけの例

- **本人を責める**
「あなたにもすきがあったんだ」
- **相手について本人が言っていることを信じない**
「ご主人だって怪我させようと思って殴ったわけではないんだろう」
「あの人がそんなことをするわけがない」
- **本人の体験の矮小化**
「戦争中はその程度のことはしょっちゅうあった」
「家族を皆亡くした人に比べれば，あなたはまだ恵まれている」
- **忘れることを勧める**
「いつまでもこだわるのはやめたら」

はまることもあると思うのですが，声をかけた周囲の方は，前向きに頑張ろうという善意のつもりであっても，「他にもっと大変な人がいる」とか，「若いんだからまた子どもはできる」などと言われたことで，自分の体験を大したことはないものとして扱われた気がするという訴えはよく聞きます。

　講師：トラウマを受けた方から，周囲のこういう反応に傷ついたとお聞きする内容は，表12のようなものです。

　トラウマを受けた後，しばらくの間は，トラウマの記憶とそれをめぐる感情は，自分の心の中に居場所がなく，「異物」のようになっています。切り離そうとすればするほど痛みが増したり，自分の健康な部分も切り捨てないと異物も捨てられないという状態になっています。休養したり，本来の生活リズムを取り戻す中で，トラウマに関係ない健康な部分の元気が復活してくれば，「異物」も，たとえて言えばかさぶたのようになって，かかえやすくなります。

　表12に挙げたような，本人を責める言動は，本人の本来の健康な部分を弱めてしまいます。本人の体験を否定しない，大変な体験をしたことを認める，同じ体験をしていない自分には力が及ばない部分もあるかもしれないけれど，できることがあれば声をかけてほしい，というような働きかけがよいと思います。

　加護さん（病院看護師）：同じ体験をしたことがあるかどうかという壁が，とても大きいものに見えてしまいます。

　講師：個人差がありますが，当事者の方の中にも，同じ体験をしていない人にはわからないとおっしゃる方も多いのは事実です。逆に，同じ体験をしていない人に淡々と話すことで，自分が置かれている状況を客観的に見られるということ

もあります。少し時間がたてば，同じ体験をしていない方とも話ができるように
なる場合も多いです。同じ体験をした方たちのグループなどもありますので，そ
ういうものをまず第1段階として活用していただくのはよい方法だと思います。

　一方，対人援助職として接する場合は，専門職としてのスキルによる援助が重
要ですので，同じ体験をしたかどうかは絶対条件ではありません。

📖 解説3：PTSDの治療

　トラウマの後，できるだけ安全，安心が確保できる場所で過ごすことが回
復への第一歩だが，大規模災害などの場合は安全の確保に時間がかかること
が少なくない。

　心理的対応として，以前は，災害や大規模な事故の後，「デブリーフィン
グ」といって，その体験についてグループで語り合うことで，その後の
PTSDの発生が抑えられるという考え方もあった。しかし，現在では，その
効果は当初考えられたほどではないと考えられている。体験を語るのによい
タイミングは人によって異なり，語るのにふさわしい相手や場所も人によっ
て異なるからだと考えられる。

　PTSDという診断が確定した時，薬物療法が行われることもある。薬物と
してはSSRIが用いられることが多い。

　他に，効果が報告されている治療法として，持続曝露法というものがある。
これは，フラッシュバックするイメージを自分で払いのけずに，頭の中に保
持することによりそのイメージが引き起こす不安を軽減するという方法であ
る。強迫性障害の曝露反応妨害法（98頁）や恐怖症の曝露療法（90頁）と同
じく，最高の不安を引き起こすイメージも，頭の中に保持していれば，「馴
化」が起き，不安の程度は少なくなってくるという性質を用いている。日頃
は，フラッシュバックするイメージはいつも追い払おうとしているので「馴
化」が起こらず，いつも最強度の不安のままということになる。これを改善
するために，治療の中で，馴化を起こさせる治療法が持続曝露法である。こ
の他，EMDR（Eye Movement Desensitization and Reprocessing：眼球運動
による脱感作と再処理法）という，眼球運動を行いながら，外傷記憶を減じ

ていくという治療法も用いられることがある。

　また，「医療」や「治療」とは別だが，ディスカッションでも触れたように，ある事件の当事者や家族の会，交通事故の被害者家族の会など，事故の被害者のグループ活動が行われている場合がある。これらは，孤立しがちなPTSDの方が，「こんなことを話してもわかってもらえるか」と心配しすぎずに対話をする場として有用である。

文　献

1 ）西園文（1997）PTSD（心的外傷後ストレス障害），In 不安・抑うつ臨床研究会（編）不安症の時代．pp. 195-216，日本評論社．
2 ）シェークスピア，W. 著／小田島雄志訳（1983）ヘンリー 4 世　第一部　第 2 幕第 3 場．白水社．

さらに学びたい人のために

〈専門書〉

Foa EB, 他著／飛鳥井望，他訳（2005）PTSD 治療ガイドライン―エビデンスに基づいた治療戦略．金剛出版．　※治療効果エビデンスを示しながら，PTSD の治療の選択肢について論じている。

〈一般向け書籍〉

西園文（1997）前出．　※専門家によるもの。事例を示しながら，PTSD の特徴について解説している。
シェークスピア，W. 著／小田島雄志訳（1983）前出．　※戦争を体験した後の PTSD 症状についての記述がある。

【注】

＊1　「リエゾン liaison」とは，関係，連絡などを意味するフランス語だが，精神医学では，身体科の治療にメンタル面の援助を行う場合に，「リエゾン精神医学」「リエゾンチーム」などの用語が用いられる。多くの総合病院にはリエゾンチームがあり，精神科医，リエゾン専門の看護師，臨床心理士（公認心理師）などが病棟を回って治療にあたっている。手術後の高齢者の夜間せん妄，がん患者のうつ状態，小児科に入院中の神経性やせ症など，さまざまな病状が対象になる。

第10回

摂 食 障 害

―― 「やせたい」だけではない心理 ――

授業のはじめに

　摂食障害は，神経性やせ症（拒食症）や神経性過食症など，食行動にさまざまな症状が出る疾患です。患者さんは，若い女性が多いですが，最近は年齢が広がっています。また，数は少ないですが，男性にもみられます。社会のダイエットブームのために若い女性がダイエットをし，それが嵩じて発症すると一般には論じられています。しかし，発症には本人の自信のなさ，学校や仕事，スポーツでの挫折，家族の中の問題など，心理的問題も関わっていることが多いのです。

💬 ディスカッション

　保田さん（養護教諭）：学校の保健室では，どのように拒食症を発見して声をかけるか，いつも頭を悩ませています。健診で前の年より体重が減っていても保護者の方が気付いていないことがあるので。

　中原さん（中学校教諭）：私も同じようなケースを経験しました。何とか保護者を説得したものの，診てくれる病院がなかなか見つかりませんでした。

　福山さん（精神保健福祉士）：精神科病院に勤務していますが，非常に体重が低い方が紹介されてきたけれど，受けるかどうか議論になったことがありました。精神面の病気だとは思いますが，身体の状態があまりにも悪いと，内科でないと無理な感じです。でも，内科ではご本人が治療を拒否した場合に医療保護入院にできないし，治療はとても難しいと思います。

　講師：そうですね。摂食障害も軽い段階から重症までさまざまです。軽い段階での治療が望ましいですが，残念ながら重症化したり何年も続いてしまう場合もあります。まず発症当初の状況から見てみましょう。

　小さい頃からおとなしい「良い子」であった。母親の勧めで，幼少期からピアノを本格的に習っており，小学校の頃はコンクールで優勝したこともある。高校生になってから，自分には才能がないのではないか，リズム感がないのではないかとひそかに悩むこともあったが，誰にも相談できなかった。不安な時は，練習時間を増やすようにしたら，練習時間はどんどん伸びていった。

　大学入試では，長時間練習したにもかかわらず，第一志望の音大には入れず，第二志望の音大に入学した。母親が少しがっかりした様子だったので，自分では，レベルの低い大学に入ってしまったと思っていた。しかし，入学してみると，周囲の人たちは自分よりはるかに才能があるように感じられ，圧倒された。周囲の人たちは，ピアノだけでなく，バイトをしたり男性とも付き合ったりするなど，活発で余裕があり，ますます劣等感をもってしまった。

　その頃，ノロウイルスに罹患し，数日間食事量が減った。回復して登校した時，「やせてきれいになった」「どんなダイエットしたのか教えて」と言われ，やせれば認められると思うようになった。ピアノの練習はいくら頑張っても人には勝てない状態だったが，ダイエットを試してみると，結果がすぐ数値に出て楽しくなり，「はまって」しまった。

　体重が7〜8kgほど減った頃，母親は心配し，受診を勧めたが，自分では，やせてからの方が学生生活がうまくいっていたので，病院の受診は拒否した。やれば何でもできる気がして，ピアノも長時間難曲の練習を続けた。食事も不規則となったため，さらに体重が減ったが，自分としては，数値が減ることに達成感があった。このような生活をさらに続けていたところ，練習後に立ち上がった際，立ちくらみで倒れてピアノの角に顔をぶつけてしまった。大きなあざができてしまい，さすがにこのままではまずいと思うようになった。あざを見て母親も驚き，かかりつけ内科を受診させた。

ディスカッション

木部さん（部活スポーツ指導者）：拒食症ってこういう発症もあるんですね。体型を気にしてダイエットをするところから始まるのだと思っていました。

　スポーツ領域では，身体を絞るよう，指導者が強く指導する場合もあります。一般の方もダイエットのやりすぎが原因で発症し，それが強く出たのがスポーツ選手の場合だと思っていました。ダイエットに関係ない発症があるというのは考えたことがなかったです。

講師：はい。スポーツ指導者の方には，こういう発症があるんですかと驚かれることが多いです。もちろん，体操やフィギュアスケートなど体型に気をつかうスポーツや，体重階級別のスポーツでは他よりも発症率が高いとも言われていますが，これ以外のスポーツでも発症します。

　このケースのように，体型には直接関係ないような，一般の生徒，学生でも発症します。受験勉強や音楽の練習など，発症するきっかけとなる領域はさまざまです。領域は違っても発症前の状況には共通点があります。

福山さん（精神保健福祉士）：自分の才能を疑うというところが，発症のきっかけのように見えます。音楽でも勉強でもスポーツでもそういうことはありますよね。

講師：そうですね。進路に悩むとか，悩みながらも努力を続けるのは思春期には普通のことですので，悩んでいる人イコール摂食障害予備軍とは必ずしも言えません。

　しかし，Ｅさんのように，打ち込んでいる活動にかなりの時間を費やし，小さい頃から友達付き合いも犠牲にして練習しているというような場合，その活動がうまくいかなかった時の対処法の選択肢が少ないのです。その分野でトップにならない限り自己評価が非常に低くなってしまう，というような問題もあります。この道でいいのかと迷ったり悩んだりしていることを相談できればよいですが，親の期待が大きく，迷っていることを口にできないという場合は，摂食障害のような「身体化」した疾患が出やすくなります。

　第8回の転換性障害でも，自由に本音が言えない時の「身体化」が話題になりましたが，摂食障害も似た面があります。こういうメカニズムは，領域はスポー

ツでも勉強でも生じ得るのです。

　加護さん（病院看護師）：救急搬送されてきた神経性やせ症の方で，非常に低栄養で，入院治療をしたにもかかわらず，亡くなった方がいらっしゃいました。

　ダイエットをする人は多いですが，普通は挫折したり，リバウンドで過食になる人が多い中，餓死するまで食事を拒否する方というのは，食欲そのものがなくなるような特殊な状態になっているのでしょうか。

　講師：食欲中枢にもともと問題がある方が発症しやすいという説はあります。今おっしゃった通り，普通は，食事を制限すれば，食べたい気持ちが強くなります。健康な人はダイエットは挫折する傾向にあるとも言えます。しかし，なかには食欲中枢の調整がうまくいかず，食べない状態が続くと，ますます食べられない人がいると考えられています。

　発症状況についてまとめておきましょう。

 ## 解説1：神経性やせ症の発症状況と症状

　発症の背景には，「やせてきれいになりたい」という意識だけではなく，挫折体験や家庭内の問題，対人関係の問題がある場合が多い。親に勧められた進路を続けるかどうかを本人は意識的，無意識的に迷っているが，親はそのことに気付いていないなどもしばしばみられる状況である。心理的な問題があっても摂食障害にならない人もおり，うつ病など他の疾患を発症する場合もあるわけだが，食欲調節に問題があると，摂食障害を発症しやすいと考えられている。

　摂食障害になりやすい体質かどうかを発症前に判定ができればよいが，今の医学では，はっきり予測することはできない。また，たとえ食欲調節が若干弱いという素因をもっていても，極端な節食や食事リズムの乱れがなければ，食べないとますます食べられなくなるというスパイラルには入っていかない。極端な節食は避け，摂食障害らしい場合は早期に発見して治療するのが現実的にはベストの対応法となる。

　摂食障害のことを「人よりきれいになりたいと思ってダイエットをやりすぎた人」というような自業自得の病気と見たり，気持を改めればすぐ治る

表13　神経性やせ症（拒食症）の診断基準（DSM-5 より抜粋）

①著しい体重減少，あるいは成長の停滞
②著しい低体重なのに，肥満恐怖があったり体重を増やさない行動をとる
③自己評価が体重の影響を強く受ける，低体重の深刻さを認識しないなどの心理的問題

軽い病気のように語られていることが多いが，これは誤りと言える。

　DSM-5 では，神経性やせ症（拒食症）の診断基準として，表13のような項目を挙げている。診断基準は３項目のみだが，症状は他にもあり，多彩である。身体症状なども含めて後で詳しく説明するが，表13の②低体重の深刻さが自分で認識できないという症状のために，重症化してしがちということが重要である。「身体の調子は悪くない」とおっしゃる方が多いが，病院に行きたくないから嘘をついているというのではなく，これは，調子の悪さを感じないという症状である。

　講師：では，次に，神経性過食症について考えてみましょう。神経性過食症は，体重は正常範囲のことが多く，過食や嘔吐などの症状も人前で見せるものではないので，症状があることも，その特徴も，他の人にはわかりにくいと思います。

　🤔**考えてみよう**──高校時代から過食嘔吐を続ける23歳女性会社員Fさん

　子どもの頃から，両親の間であまり対話がなく，家の中には緊張感があった。近所に住む父方祖母と母親は意見が合わないことが多く，母が祖母に会った日は，Fさんは，母親の愚痴を必ず聞かされていた。5歳下の弟には喘息があり，母親は弟の状態をいつも心配していた。発作のため救急外来を受診するようなことも多かった。このような中で，Fさんは，自分が思っていることは口にせず，周囲に合わせて行動する癖がついてしまった。

　勉強はできる方で，成績は良かった。高校ではバスケットボール部の部活動に打ち込んだ。この頃，母親は時々不眠やうつ状態がみられるようになり精神科に通い始めていた。母親は，以前以上にFさんに不安や不満を訴えるので，Fさんは，家にいるのはできるだけ避けたい気持ちが強くなった。しかし一方で，母親を無視していることに罪悪感ももっていた。部活の練習中

に足を捻挫し，しばらく練習ができなかった。この間に母親との接点が増えてイライラ感が強まり，過食する癖が付いた。運動量が急に減ったことも影響して体重が増えたことも気になり，過食の後嘔吐する癖がついた。

　部活には復帰したが，過食嘔吐は続いた。スクールカウンセラーに相談しようかと思ったが，母親との葛藤を話すのは気が重く，そのままになってしまった。大学は家を出るために遠方の大学を受験したが失敗した。浪人も考えたが，家族に反対されて強く言い出せず，結局第4志望の地元の短大に進学した。短大では友人もできたが，症状は続いていた。体重は正常範囲であり，健診等でも何も指摘されたことはない。成績は良かったため，就職は第一希望の会社に入ることができた。

　会社では期待されたことは完璧にこなそうと努力し，周囲の評価は高かった。しかし，時間をかけて書類を準備しても，急に書き直しを命じられるなど，日々の仕事の中で，努力が無になる体験のたびに強い無力感を感じ，症状も増えた。人と一緒に社員食堂に行くと「ちゃんと食べられなくては普通じゃない」と考えて負担になるため，昼食は抜くようになってしまった。部署が変わった時から症状がさらに増え，ほぼ毎日過食嘔吐が夜中に出るようになってしまった。朝起きられない日があったり，日中眠気が出て仕事上のミスがあったりしたため危機感を感じ，心療内科を受診した。

 ## ディスカッション

　仁田さん（医学生）：過食症の方も悩みが深いのですね。過食症という病気があることは耳にしていましたが，自分の意志でもう少し何とかなる範囲だと思っていました。

　小川さん（小学校教諭）：　悩んでいることが周囲には見えにくいですね。体重は，過食なら増えるのではないのですか？

　講師：体重は，過食と嘔吐のバランスで決まります。時期によっては非常に低くなることもありますが，正常範囲の体重のことが多いので，周囲には気付かれないことも多いです。

　社会人として働いている方も多いのですが，見たところどこも悪そうには見え

表14　神経性過食症の診断基準（DSM-5より抜粋）

①過食の繰り返し
②体重を増やさないための「代償行動」（嘔吐，下剤乱用など）
③過食や代償行動が3カ月以上週1回以上続いている
④自己評価が体重の影響を強く受ける

表15　摂食障害の行動の特徴・心理的特徴（診断基準以外）

1．行動の特徴
　過活動・運動強迫，周囲への食の強要，（時に）万引き
2．心理的症状
　不安，うつ，身体不満足，やせ願望，疲労感を感じない，アレキシサイミア，身体的不調の気付きにくさ，秘密主義，対人不信，完全主義，白黒志向，高すぎる理想

ないのに，「皆と一緒に昼食が摂れない」「飲み会に出ない」などの行動があることから，「協調性のない人」と思われていることも珍しくありません。職場にどのように病気のことを伝えるかは大きな課題となっています。

　神経性過食症の診断基準は表14の通りです。自己評価が体重の影響を受けるというのは神経性やせ症と同じです。過食があると実際に体重が増えるので，自己嫌悪が募り，体重を減らす「代償行動」をしてしまうというサイクルになってしまいます。代償行動は自分で吐く「自己誘発性嘔吐」が最も多いですが，下剤や利尿剤乱用などもあり，身体への影響が大きいです。

　「やせ薬」などをネット購入する人もありますが，これらには甲状腺ホルモンや違法ドラッグなどを含むものがあり，服用は大変危険です。

　表13と表14に示した診断基準は，摂食障害の多彩な症状の中のごく一部です。診断基準以外の症状のうち，行動面，心理面の特徴を表15に示します。診断基準以外にもこのようにさまざまな特徴があります。

　中原さん（中学校教諭）：拒食症で，過活動な生徒を受け持ったことがあります。以前よりだいぶやせたのに，部活の朝練に出たり，それまでバスに乗っていた通学路を歩いたりしていました。疲れないのだろうかと不思議に思いました。

　保田さん（養護教諭）：明らかにやせているのに「どこも悪くない」と言う生徒への声のかけ方に苦慮します。表15の心理的特徴は，私が知っている何人かの生徒を思い浮かべると本当にその通りという感じです。やせてきれいになりたい

という心理以外の部分が大きいと思います。

　米田さん（管理栄養士）：本人が，周りに食べることを強要するので，ご家族が困っている事例に接したことがあります。

　主治医からはご本人の食事の内容についてお母さんに教育して下さいと依頼があったのですが，お母さんは栄養の基礎的な知識はおもちでした。それよりも，拒食症であるお子さんが，ケーキやクッキーをたくさん作って家族に食べさせるので妹さんが困っているとか，「お母さんが食べないなら私も食べない」と言うので，高脂血症を治療中の自分には大変困るということでした。

　講師：しばしばみられる症状です。もともと妹さんに劣等感をもっていて，自分だけ細くなって優越感をもちたいとか，お母さんに甘えたい気持ちを押し殺してきたなどの心理が読みとれることもありますが，これらの気持ちが食事を強要することで表現されていると，周囲は困ってしまいますね。このような気持ちをきちんと言葉で表現し，家族の食には干渉しないよう指導する方がよいと思います。食欲がまったくなければこのような行動も出ないので，食への関心が消えたわけではない点は，回復にはプラスだとお話しするとよいと思います。

　木部さん（部活スポーツ指導者）：表15に万引きとあります。テレビの報道でも万引きの話を見たことがありますが，万引きは頻度が高いのでしょうか

　講師：摂食障害患者さん全体の中では，万引きをする患者さんが非常に多いというわけではありません。なぜ万引きをするかには諸説ありますが，ずっと飢餓状態だと脳も低栄養で，自制心が緩んで盗って食べてしまう，スリルを感じるなどが考えられます。

　表15のアレキシサイミア*1というのは，自分の気持ちを言葉で表現するのが苦手という症状で，もともとの傾向でもあり，症状が進んだ時に悪化する症状でもあります。Xさんの病歴にもYさんの病歴にもその特徴が表れています。何がストレスかと聞かれても自分ではよく説明できないことが多いのです。

　転換性障害（→第8回）のところでもお話ししたように，「何が問題なのか言ってみなさい」と言ってもなかなか解決しません。少しずつ自分の気持ちをつかんでいけるように働きかけます。

　次に，身体症状について見てみます。DSM−5では，診断基準の中に身体症状はありませんが，実際にはさまざまな症状がみられ，命に関わる場合もあります。

解説2：摂食障害（神経性やせ症と 神経性過食症）の身体症状

　表16の1は，拒食症や過食症で，代償行動が激しく低栄養状態に陥っている場合にみられる症状である。十分な栄養が身体に行かなければ，このように全身にさまざまな所見が生じる。しかし，栄養失調はゆっくり進行するので，本人の自覚症状が少ないのが特徴である。これが，治療導入の難しさにつながっている。

　例えば，拒食症の場合は，血糖値がかなり低いことがある。健康な人は，肝臓の中にグリコーゲンという形で糖が「貯金」された形になっており，一食くらい抜いてもそこから糖が供給される。拒食症の方はいわば貯金がゼロの状態である。拒食症では常に血糖値は低い場合が多いが，特に，長時間食事を抜いたり激しく運動する機会があるとさらに低くなる。肝臓からの補給がないので極端に下がりやすく，意識消失や死に至ることがある。低血糖は，気分不良等の症状を起こすはずだが，長期にわたり徐々に下がっていく時には自覚症状が出ない場合がある。このような状況で長く絶食したり運動すると，急に意識消失するという展開になる。

　貧血（赤血球が減っている状態）や徐脈などについても同様であり，本人が自覚症状を訴えた時にはかなりの緊急事態ということが多い。「私は元気」と本人が主張しても血液検査は必要である。

　2は，過食と代償行動による症状である。嘔吐や下剤乱用で胃液や腸液が，日々失われると，「低カリウム血症」になる。カリウムというのは電解質の1つだが，心臓の動きに大きな影響を与える。少しずつカリウム値が下がるため，本人には何も自覚症状がないことが多いが，血液検査をすると非常に低値で，心電図にも所見がみられることがある。体重は正常範囲内であっても，採血や心電図検査は時々必要である。

　また，頻繁に嘔吐することから，胃液で歯が痛むという問題もある。酸蝕（さん しょく）という現象だが，エナメル質が溶け，痛みが出る。こうなるとますます健康な食事は摂りにくくなる。

　3の再栄養症候群というのは，長く栄養失調だった人が急に高カロリーを

表16　摂食障害の身体症状

1．低栄養によるもの
　　低血糖，貧血，白血球減少，血小板減少，肝機能異常，無月経，骨粗鬆症
2．過食嘔吐によるもの
　　肝機能障害，唾液腺炎，低カリウム血症，不整脈（心電図異常）
3．再栄養によるもの
　　再栄養症候群

摂取した時にみられるものである。代謝が追いつかず，急に増えた糖を処理する過程で低リン血症などになり，心不全になったり死亡する場合がある。最も多いのは，低栄養で入院した神経性やせ症患者に急に高カロリー輸液をするような場合である。再栄養症候群について知られる前は，神経性やせ症の治療に慣れていない病院では，再栄養症候群の発生がみられていた。経口摂取では起きにくいが，「体重が○kgを切ったら入院」というように主治医に言われている外来患者が焦って大量のカロリーを摂取した場合に起きる場合もある。

　栄養状態を一気に改善することは難しい。途中で検査を行い，再栄養症候群が起きていないかどうか確認しながら，計画的に着実に栄養補給を行うことが重要である。また，再栄養症候群の危険性が近年は知られるようになっているので，これを恐れるあまり，医療者が入院事例に極度に栄養補給を制限するunderfeedingの事例も生じている。これによる死亡例もみられる。身体の状態は綿密にチェックしつつ，着実に栄養補給を行う必要がある。

 ディスカッション

　中原さん（中学校教諭）：摂食障害というものをかなり軽く考えていたと思います。過食症で身体に症状が出るというのは知りませんでした。

　講師：もちろん全員が重症の身体症状をもっているわけではありません。短期で回復する方も多いです。しかし，症状が癖になったまま，誰にも相談せずに何年も経過することがあり，そうするとさまざまな影響が出てきます。

　木部さん（部活スポーツ指導者）：表16の1．にある無月経と骨粗鬆症は，女子アスリートの三徴[*2]なので知っています。

講師：三徴に含まれていますね。でも，三徴は，摂食障害の症状のごく一部です。骨粗鬆症はかなり病状が進んだ後みられるものですし，検査しなければ診断できません。無月経も男性指導者には確認しにくくて発見が遅れることがあります。男性にも摂食障害はあるので，無月経以外の特徴にも注目する必要があります。

三徴には，行動面の特徴は含まれていませんが，早期発見のためには，行動面にも注目する必要があります。自分1人で極端にハードな練習をしたり，人と一緒に食事をしないなど，ある時期から孤立傾向がみられ，体重が減ってきたら摂食障害の可能性を考えるとよいでしょう。

アスリートには，神経性過食症も珍しくありません。嘔吐は手っ取り早く体重を減らすので始める人が多いのですが，癖になりやすく，また，嘔吐をすると，強い空腹感が生じるので，過食になりやすいのです。三徴の「利用可能エネルギー不足」というと，食事と運動量が見合っていないというイメージで，過食嘔吐のことは思い浮かばないことが多いのではないかと思います。実際には頻度が高いということを念頭に置いておく必要があります。

過食嘔吐は隠せる症状なので周囲が気付かない場合も多いのです。寮生活などでは，周囲が気付くことがあります。そのような場合はぜひ，治療や援助につなげて下さい。

木部さん：本人が症状を隠しているとなかなか声をかけにくいですね。摂食障害なんだろう，とあまりずけずけ言って本人を傷つけてもいけないと思いますが，ぼかした言い方ではますます逃げられる感じがします。

講師：確かに難しいと思います。声をかけるセッティングなども重要になります。この点については第15回を参照して下さい。

📖 解説3：摂食障害の治療

摂食障害の治療は，まず神経性やせ症については，身体面と心理面の両方への働きかけが必要である。本人はどこも悪くないと病状を否認することが多いため，治療の手掛かりがつかみにくいが，栄養失調が進んで危機的になると，医療保護入院（→41頁）で入院治療を行うしか手段がなくなる場合が多い。できるだけ早く治療を始め，栄養指導とともに，発症の背景にどのよ

表17　摂食障害の治療のポイント

	神経性やせ症	神経性過食症
食事	回数を増やして1日総摂取量を増やす。普通の食事だけでなく，吸収のよい栄養剤などを活用	食事の間をあけすぎず，規則正しく摂取する
睡眠	しっかりとる	しっかりとる
スポーツなど	栄養状態が悪ければ控える どの程度控えるか，どうなればスポーツができるかなど話し合って計画的に	身体合併症がなければ適度なスポーツは勧めてよい
薬物療法	必要最小限のみ。心電図を確認	使うならば SSRI。心電図を確認
心理教育	重要	重要
家族への援助	重要。本人の食行動が家族に影響しすぎないよう援助	重要。成人の場合は家族が関与しすぎない方がよいこともあるので，よく話し合う

うな問題があるかを知り解決していくことが重要である。

　本人は過活動で，活動によってもエネルギーが失われることが多いため，ある程度活動制限をしなくてはいけないことが多い（表17）。例えば，部活は一定期間休む，体育は見学とする，通学は自転車ではなくバスを使うなどである。これらの制限を，早い段階で治療に導入し，本人の生活にダメージが及ぶ前に対応できるのが理想である。「絶対部活は休みたくない」というような希望が出ると，本人に寄り添おうとする人ほど，それを認めてしまいがちである。これは，本人の希望というより，「本人の中の『病気の部分』が言っていること」と理解する必要がある。病気の部分が言っていることを本人の希望と考えて100％認めてしまうと，病状は改善せず，本人が目標としてきた大会に出られないというようなことになりやすい。早期の対応については，学校と医療が連携するためのガイドライン[3]などもあるので参照してほしい。

　治療の動機付けは簡単ではないが，「病気を外在化する」のがポイントだと言われている。自分イコール拒食症，つまり自分の人格全体が拒食症というのではなく，本人の中に「元気になって普通の学校生活に戻りたい。そのためにはこの食事をとらなくては」という前向きな部分もあるのにもかかわ

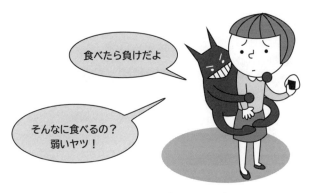

図10　病気の外在化のイメージ

らず，「病気の部分」が「え？　そんなに食べるの？」と本人に囁いて本人
が言いなりになってしまうというようなイメージである（図10）。「病気の部
分」を本人の背中に取り付いている魔物のような絵で表現する場合もあり，
ニックネームをつけて，「自分を支配する『あいつ』とは別れよう。戦おう」
というような考え方を練習する場合もある。

　治療の初動の部分でも，「あなたは拒食症だから人と一緒に食べられない
のですね」というような表現よりは，「拒食症という病気をもっていること
で，人との食事が難しくなってしまうのですね」という対応の方が，拒食症
を何とかしなくてという思いが強くなる。上述の例のように「部活の練習は
休んではいけない」「他の人と同じにやらなくてはダメ」等の考えも，それ
だけ聞くと，真面目な言い分に聞こえる。しかし，BMI（Body Mass Index）＊3
がもし15で血圧も脈も下がっている生徒が言っていたら，「病気が言ってい
る」「本来のあなたは，学校を休むことを望んでいるはずではないはずだ」
というアプローチを取るのがよい。

　神経性過食症は，周囲も気付かずに未治療のまま何年も経過してしまうこ
とがある。過食嘔吐は習慣化しやすいので，過食症についても早めの受診が
望ましい。過食症については，抗うつ薬 SSRI（→第4回）で効果がある場
合もあるが，夜中に過食嘔吐して，朝はなかなか起きられないというような
生活リズムを変えないまま薬物だけ服用しても，効果が出にくい。自分の生
活を振り返って，どのような時に症状が悪化し，どのような日は良いかなど

を考えると，症状コントロールの糸口が見つかりやすい。空腹時間が延びる
ほど過食嘔吐が出やすい人が多いので，4時間に一度は何かを食べるなど，
食事と間食時間を決めるなどがよい方法だと言われている。

　このように，治療者に相談しながら自分の症状を振り返り，生活を整えて
いく方法は，「ガイデッド・セルフヘルプ」（指導付きセルフヘルプ）と言わ
れ，NICE ガイドライン（→第1回）などでは，治療の第一段階として推奨
されている。これで効果がない場合に，認知行動療法などが望ましいとされ
ている。

ディスカッション

　菊地さん（地域保健師）：子育て相談にいらっしゃる方の中にも，過食症状を
もっている方がいらっしゃいます。大学生くらいから症状があるのに，治療歴は
ないという方にもお目にかかりました。

　助川さん（助産師）：妊娠中，産科医に「太ってはいけない」と言われたのが
気になり，かえって体重が増えてしまったという方にお会いしたこともあります。
食は全般的に苦手で，お子さんに離乳食をあげるタイミングがわからなかったり，
お子さんが離乳食を食べないとかっとしてしまうこともある，とおっしゃってい
ました。

　講師：摂食障害がある場合，育児に難しさがあったり，産後に抑うつ傾向がみ
られることもあります。出産後の産科の診療は終了した時期に問題が大きくなる
ことが多く，また精神科の閾も高く，これまではあまり援助が行われていない領
域です。今後は援助が必要だと思います。

文　献
1 ）西園マーハ文（2010）摂食障害のセルフヘルプ援助―患者の力を生かすアプ
　ローチ. 医学書院.
2 ）西園マーハ文（2017）過食症の症状コントロールワークブック. 星和書店.
3 ）摂食障害全国基幹センター：（事業成果物）摂食障害に関する学校と医療のより
　良い連携のための対応指針（小学校版，中学校版，高校版）摂食障害情報ポータ
　ルサイト　http://www.edportal.jp/sp/material_01.html（2020年 8 月23日最終閲

覧)

4）鈴木真理・西園マーハ文・小原千郷（2014）摂食障害：見る読むクリニック．星和書店．

5）Treasure J 著／傳田健三訳（2000）拒食症サバイバルガイド―家族，援助者，そしてあなた自身のために．金剛出版．

さらに学びたい人のために

〈専門書〉

西園マーハ文（2010）前出．　※摂食障害の治療の中で，本人の治療参加を促す方法について示している。

摂食障害全国基幹センター：摂食障害に関する学校と医療のより良い連携のための対応指針（小学校版，中学校版，高校版）摂食障害情報ポータルサイト http://www.edportal.jp/sp/material_01.html（2020年10月2日最終閲覧）　※学校の健診などで摂食障害を早期に発見し，早期の受診につなげる方法が示されている。厚労省の研究班での検討を基にしたエキスパートコンセンサスである。

〈当事者・家族向け〉

西園マーハ文（2017）前出．　※過食症の当事者が症状モニタリングを行うためのワークブック。

鈴木真理・西園マーハ文・小原千郷（2014）摂食障害：見る読むクリニック．星和書店．　※摂食障害の特徴を，DVD を用いて当事者・家族向けに解説している。

Treasure J 著／傳田健三訳（2000）前出．　※当事者，家族向けの書籍。摂食障害を外在化する考え方についても紹介されている。

【注】

＊1　アレキシサイミア（アレキシシミア：Alexithymia）は失感情症と訳されることが多いが，感情がまったくないというわけではなく感情の言語化がうまくいかないという意味である。心身症の背景の心理的特徴として心身医学の分野で用いられている。「レキシ」というのは，「ディスレキシア」（書字困難），レキシコン（語彙集）などの用語の「レキシ」と同じで，文字，言葉という意味である。「シミア」「サイミア」というのは，感情のことを表す。感情の言語化といってもいくつかの段階がある。自分で何を考えているか，何を感じているかをはっきりわかっていながら，その場で口に出すのは控えるという場合もあると思うが，これは通常はアレキシシミアには含めない。

　心身症の背景としてのアレキシシミアは，自分が今怒っているのか，寂しいのか，などを把握できないような状況を言う。これらの感情がわかっていれば，対応もできるが，何となく不快としか認知できず，これが過食等の症状に表れてし

まうものである。「何に困っているか話しなさい」と言われても，治療当初は，言語化できないことも多い。なぜこのような現象になるかは，もともとの気質という場合もあり，また上記の事例にみられるように，子ども時代を受身的でいることでサバイバルしてきたという環境の影響が大きい場合も多い。

　アレキシシミア傾向は病前からみられることが多いが，症状が強い時にはさらに強まることが多い。アレキシシミアが強いと，空腹感，満腹感もきちんと感じられない場合が多い。治療は単に体重を増やす，過食嘔吐を減らすだけではなく，自分の感情を自分でわかるようになることも援助していく必要がある。

＊2　女子アスリートの三徴とは，①利用可能エネルギー不足（極度の節食でなくても，運動量に見合った摂取量になっていない），②骨粗鬆症，③無月経，の3つである。

＊3　体格を表す指数で，体重（kg）を身長（m）の2乗で割ったもの。例えば，身長が160cmで体重が60kgならば，60÷（1.6×1.6）で，約23.4となる。一般には，成人では18.5～25くらいを健康体重の目安とするが，家系により少しずれる場合もある。134頁で挙げたBMI 15は，身長160cmならば，体重38.4kgということになり，もともとが健康体重の生徒だとすると，かなりの低体重と言える。

第 11 回

物質使用障害

——意志の力でやめられる？——

授業のはじめに

　アルコールや薬物に対する依存，乱用の問題は，原因がはっきりしているという点では，統合失調症など他の精神疾患よりイメージしやすいかもしれません。しかし，意志を強くもてば，すぐやめられるはずというイメージももたれているのではと思います。特に，アルコールなど，一般の人も使用する物質については，そのような目でみられがちです。依存や乱用は，長期に続くと身体にも影響が大きく，死亡率も高いので，治療や援助が必要です。

💬 ディスカッション

　保田さん（養護教諭）：昔は「アル中」という言葉をよく聞きましたが，アルコール中毒というのは依存とは別の問題なんですよね。大学に入った息子が「新入生歓迎コンパでは急性アルコール中毒に注意」というチラシをもらってきました。中毒というのは，このような，飲んだ時にその場で出る症状でしょうか？

　講師：そうですね。急性アルコール中毒は，急激に体内のアルコール濃度が上がることにより，脳の活動が低下したり身体症状が出るものです。呼吸が停止して死に至ることもあります。精神科で問題になるのは，そちらではなく慢性的な問題の方ですね。ではまず1つの事例を見てみましょう。

🤔 考えてみよう——ストレスを1人でかかえている40代男性会社員Gさん

　もともと緊張しやすいタイプで，仕事上のミスや上司からの叱責の言葉などを帰宅後にいろいろ思い返して悩むことが多かった。特に趣味もなく，妻にも悩みは話さない性格で，気分転換は飲酒のみであった。

競合する会社が同じ地域に事務所を開いて以来，仕事のノルマをこなせなくなり，それと同時に徐々に飲酒量が増えている自覚はあった。営業職だったが，酒量が多すぎることを同僚が心配して上司に相談し，しばらく事務所勤務ということになった。デスクワークは苦手であったが，完璧にやらなくてはクビになるという不安を抱えながら必死で働いた。そのうちに，家に帰ると，食事より前に飲酒して寝てしまうことが増えた。

　妻は，飲酒を控えるよう伝え，酒類は家に置かないようにした。しかし，Gさんが，外で飲酒した帰りに駅の階段から落ちて以降は，飲むならば家で飲むように勧めるようになった。一方で，身体を壊すのでこれ以上飲まないよう強く言い，肝臓の検査等も勧めたが，酒量は増える一方であった。帰宅後は飲酒して寝てしまうが，夜中に目を覚ますようになり，また，妻に怒鳴るなどの攻撃性も増えた。徐々に，休日は一日中飲酒するようになり，平日も，朝早く起きられず，遅刻する日が増えた。転んで手や顔にあざがみられることがあり，飲酒の影響を疑った上司から治療を勧められた。本人は，「それほど飲んでいるわけではないので，自分の意志で断酒できる」と主張していたが，会社から，まず内科で身体を診てもらうよう勧められた。

　検査の結果，前年の健診時よりも肝機能がかなり悪化していることが明らかになった。大量飲酒歴が長いので，離脱症状への対応も含め，アルコール依存症を治療できる病院での治療を勧められた。

💬 ディスカッション

　小川さん（小学校教諭）：これは，私がイメージするアルコール依存者そのものですね。神経質で内気な性格の人にストレスがかかり，それをお酒で紛らわしているうちに依存症になったということだと思います。

　木部さん（部活スポーツ指導者）：私もお酒は好きなので，どこからを依存と言うのか気になります。アルコール乱用という言葉も聞いたことがあるのですが……。

　講師：はい，アルコール依存は，身体の方に依存状態ができてしまっている状態です。つまり，アルコールが体内にあるのが普通になって，アルコールを飲ま

表18　アルコール離脱症状

1．早期の離脱症状 　　症状：頭痛，飲酒欲求，手指振戦（手の震え），自律神経症状（発汗，嘔気など）など 　　対応：抗不安薬で対応する。計画的に断酒する場合は，このような症状が出る前に抗 　　不安薬を投与するが，抗不安薬の依存にならないよう，注意が必要である。 2．振戦せん妄（長期の飲酒歴のある人が断酒した場合，断酒後2～3日後から現れ，数 　　日続く） 　　症状：全身の振戦（震え），せん妄（意識がぼんやりし，小動物など幻覚が見えたり， 　　興奮したりする→第2回），自律神経症状（頻脈，発汗），作業せん妄（日頃行ってい 　　る動作を繰り返す。古典的には大工が釘を打つ動作など） 　　経過と対応：深く眠った後に回復することが多い。全身状態が悪いことが多いため， 　　脱水や低栄養への治療も行う。ロラゼパムなど抗不安薬の範疇の薬物を使用すること 　　もあるが，興奮や幻視に対して，抗精神病薬も使用することがある。

表19　身体的依存がなくても，治療が必要なレベルの飲酒

●いつも，最初意図していた以上にかなり大量に飲酒してしまう。 ●飲みたいという渇望感がいつもある。 ●飲酒のために，仕事や家庭生活に影響が出ている。 ●飲酒が生活の最優先となってしまっている。 ●身体的，社会的に飲むべきではないとわかっていても飲んでしまう。

ないと離脱症状が出てしまう，という状態になってしまっているものです。

　小川さん（小学校教諭）：禁断症状のことでしょうか。手が震えるとか，虫が見えてつまむ動作をするという話も聞きますが。

　講師：そうです。アルコール依存の離脱症状を表18に示しますが，多くの症状があります。特に，振戦せん妄というのは，激しい症状が出ます。アルコール以外の薬物の依存でも，慢性的に摂取を続けると，やめた時にはさまざまな離脱（退薬）症状が出ます。

　摂取をやめるとこのような離脱症状が出てしまう場合を，身体的依存と言います。従来は，飲酒については，身体的依存があると，「アルコール依存症」と呼び，身体的依存がなくても，表19のような飲み方の問題や社会適応上の問題がみられると，「アルコール乱用」と呼んできました。ただし，DSM-5（→第1回）では，依存と乱用の区別をなくし，「アルコール使用障害 alcohol use disorder」と呼ぶようになりました。「依存症の人」という言葉がもつネガティブなイメージをなくしたり，身体的依存になってしまう前の乱用も軽く見ずに対応す

表20　依存症をめぐる用語

耐性：同じ効果を得るのに，以前の量では足りなくなる状態。結果的に使用する物質の量が増える。長期の使用により，その物質の代謝酵素が増えたり，その物質に対する受容体（レセプター）が減るなどの影響だと言われている。アルコールやアヘン系物質（モルヒネ，ヘロインなど）は耐性が形成されやすい。

身体的依存（生理的依存）：薬物使用が常態化し，使用をやめると離脱症状（退薬症状）が出る状態になっていること。アルコールやアヘン系物質，バルビツール類の薬物（睡眠を改善する薬物の種類が少ない時代に，主な睡眠剤として用いられていたもの）など，中枢神経を抑制する（眠らせる等精神を抑える方向をもつ）薬物には，耐性を生じ身体依存が強く出るものが多い。

精神的依存：薬物摂取に対する衝動（薬物希求衝動）があり，自分では摂取をコントロールできない状態。コカイン，覚醒剤（アンフェタミン）など，興奮させたり幻覚を起こすものは精神的依存を起こしやすい。ニコチンは，耐性は生じるが，身体依存より精神依存の方が強いと言われている。

るという意味ではよい改訂だと思います。

　一方，離脱症状が出るレベルの使用状況かどうかを知っておくのは現場では大事なことなので，「依存 dependence」「乱用 abuse」という言葉は現場ではまだ使われています。

　小川さん：私はお酒は好きですが，仕事に影響する飲み方はしていません。なので，乱用ではなさそうです。

　講師：Gさんは，遅刻したり，そのために希望しない部署に異動させられてしまうなど，飲酒による影響が仕事に出ていますので，少なくとも乱用とは言えますね。

　Gさんは，飲酒を控えた時期がないので，離脱症状があるのかどうかはっきりはわかりませんが，これだけ休みなく飲酒しているとすると，離脱症状を若干感じて，そのような症状が出る前にどんどん飲んでいる可能性が高いです。こういう方が，例えばインフルエンザなどのために飲めなくなった時に，激しい振戦せん妄（従来の漢字は「震顫譫妄」）が出ることがありますので，注意が必要です。

　依存症をめぐる症状を説明するのに，さまざまな用語があります。いくつかの用語を表20で整理しておきます。例えば，今までと同じ量では本人の望む効果が得られず，より多くの量を必要とすることを「耐性」が形成されると言います。アルコールは，アヘン系（モルヒネ，ヘロインなど）に並んで耐性が付きやすい物質なので注意が必要です。

仁田さん（医学生）：アルコールをやめられない人は意志が弱いのだと思っていましたが，一旦依存になると，やめようとしても，不愉快な症状が出てまた飲んでしまうのですね。依存になってしまう前に何とかしなくてはいけませんね。

　米田さん（管理栄養士）：このGさんもそうですが，「そんなに飲んでいない」という人が多いようですね。これは本当に本人はそう思っているのでしょうか。あるいは飲酒のせいで，記憶力が悪くなっているのでしょうか。相当飲んでいるのに「そんなに飲んでいない」と言い張る人に対応するのは，難しいと思います。

　講師：飲酒が長期化すると脳への影響があり，記憶力も低下します。しかし，脳の障害が顕著でなくても，飲んでいるのに「飲んでいない」というケースは多いのです。これは，心理的な症状で「否認」と呼ばれます。

　加護さん（病院看護師）：否認というと，犯罪関係のニュースで，「容疑者は容疑を否認した」などとよく聞くので，何か印象が悪いです。考えてみれば，こういう報道の場合の否認も，本人はわかっているのにそう言っているだけなのか，本当に自分はやっていないと思っているのか曖昧な部分がありますね。難しい言葉ですね。

　講師：そうですね。「否認」というのは，アルコール乱用や摂食障害，一部のパーソナリティ障害等ではとても大事な概念で，精神分析の領域で使われてきた専門用語です。ですが，確かに犯罪報道などでよく使われるので，犯罪者の心理のような印象をもたれているのは残念ですね。

 解説 1：否認とは

　否認という現象は，そこにある事象は認知できているのにその意味を否定するということである。飲んで顔が赤いことは鏡で見えていても，「このところ日に当たることが多かったから」と説明したりする。摂食障害の例で言うと，もともとは足の速い高校生が，摂食障害を発症して体力がなくなって，運動会の徒競走で最下位になった時，「皆がすごく練習して早かったから負けた」「自分は普通に走れた」というのも否認である。最下位だったという事実はわかっているが，自分の体力が落ちていたからということを認めていない。

明らかに事実と違うので，これらの言動を見ると，周囲は，わざと嘘を言っていると思いがちである。確かに，状況によっては，かなり意図的に「飲んでいません」と主張する場合もある。しかし，必ずしも作話をしているという意識はなく，話している時は自分でも自分の話が事実だと思っている場合も多い。このような言動が重なると，周囲は困惑してしまうことになる。

💬 ディスカッション

　仁田さん（医学生）：妄想の時は，「それは間違いだ」と言っても状況を悪くするだけだと聞きました（→第2回）。依存の場合の否認はどうなのでしょう。

　講師：依存の場合，治療をしようとしたら，本人の「それほど飲んでいない」が周囲の認識と違うことは，どこかで取り上げる必要があります。統合失調症の妄想とは違い，この主張を薬物療法で変えるのは難しいのです。

　でも「飲んでいないというのは嘘だ」と非難しても状況は良くなりません。「あなたの言う『それほど飲んでいない』の『それほど』のところが，奥さんの認識とは合わない部分があるようですね。どうしてでしょうね」というところから入り，その後の飲酒状況を客観的に観察する，それについて話し合う，というような働きかけが必要です。

　なぜ否認してしまうのだろうかというところまで話し合えると治療は進みますが，時間がかかります。

　仁田さん：これはなかなか大変な道のりに見えます。薬が治すのでなく，そのような人間的な関わりが治すのならば……。

　保田さん（養護教諭）：治療がうまくいくかどうかには，家族の役割もあるということですよね。夫のアルコール依存については，妻も病気の一端だとよく聞きます。「酒を買ってこい」と言われて買いに行く妻が，アルコール依存を続けさせているのだ，と。

　そうは言っても，買いに行かないと怒鳴られたり，場合によっては殴られたりするのでしょうから，奥さんを責めるのは気の毒だとも思います。Gさんの妻のように，「迷惑をかけるから家で飲んで」と言うのはダメなんでしょうか。

表21　アルコールの身体への影響

1．アルコールの慢性摂取により引き起こされる身体疾患 　　・肝機能障害（肝炎⇒肝硬変⇒食道静脈瘤，肝癌も発生し得る） 　　・胃炎，食道炎 　　・急性膵炎，慢性膵炎 　　・ウェルニッケ脳症，コルサコフ症候群（ウェルニッケ・コルサコフ症候群） 2．糖尿病，高血圧，脳血管障害，心血管障害などを悪化させるリスクファクター

　福山さん（精神保健福祉士）：外で飲むのと家で飲むのと，どちらが治りやすいかは一概には言えないと思いますが，家で飲んでいると，問題を隠すような方向というか，奥さんだけが抱え込むことになるのではないですか？

　保田さん：福山さんのご意見を聞いて気付きましたが，そもそも，Gさん本人も奥さんも交友関係が少なく，他の人に相談したりしないタイプなのかもしれないですね。なので，奥さんが抱えると，2人でカプセルに入ったようなというか，問題解決できないまま，時間がたってしまったのかなと思います。

　講師：依存症の家族の問題は昔から研究されていて，「イネーブラー」[*1]という言葉もあります。妻の態度が依存症を続けさせている結果になっているという意味です。でも，保田さんがおっしゃる通り，妻を批判するだけでは治療にはなりません。家族も負担を抱えて心身共に弱っています。

　イネーブラー側には，もともと，自己主張力の弱さ，自己評価の低さなどもあることが言われています。このため，困った人の世話をすることで自分を保っているという場合もあるのです。このような場合は，アルコール依存の夫だけでなく，これを世話する妻の方も少し自立が必要ということになります。こういうことを少しずつ理解できるよう援助することが重要です。

　米田さん（管理栄養士）：Gさんは，きちんとした食事はとっていないようですね。肝機能の悪化が指摘されていますが，身体面も改善しなくてはいけないのではないでしょうか。

　講師：その通りですね。表21に示すように，アルコール依存ではさまざまな身体症状がみられます。一番知られているのは，肝臓への影響です。肝臓は「沈黙の臓器」と言われる通り，かなりの機能不全がない限り，自覚症状はありません。よく知られている「黄疸が出る」というのはかなり重症化した時の症状です。Gさんのように会社員で検診を受けていれば採血結果から肝機能障害がわかります

表22　胎児アルコール症候群

・出生以前の発育不全，出生後の発育不全
・小頭症，水頭症，大脳発育不全
・落ち着きのなさ，過反応
・学習障害，不器用

が，検査を受けない限り肝機能異常に気付いていない人も多いのです。精神医学的には，脳への影響が問題となります。

　ウェルニッケ脳症というのは，ビタミンＢ１が不足した時にみられる症状で，アルコール依存症でみられやすいものです。意識障害（失見当識）があり，眼球運動障害（眼振など），運動失調などがみられます。コルサコフ症候群もビタミンＢ１の不足が関連すると言われていますが，記銘力障害（前向性健忘），逆行性健忘，そして，健忘の部分を埋めるような作話がみられるのが特徴とされています。飲酒やビタミンＢ１不足が長期に続いた場合，これらの症状は不可逆的です。

　アルコール依存，乱用の身体症状に関連して，胎児アルコール症候群（表22）についても触れておきたいと思います。これは，妊婦が大量飲酒を続けた場合に，胎児の脳の発育に問題が生じるものです。

　脳には血管脳関門というバリアがあり，血液中に有害な物質があっても，脳には行きにくくなっていますが，アルコールは通り抜けます。特に胎児の場合は影響が大きいのです。非常に大量の飲酒がみられた場合は，小頭症など，外見上からもわかる障害が生じることもあります。

　外見上はわからなくても，幼児期になった時に，学習障害，落ち着きのなさなどが目立つことがあります。発達障害として診断されている子どもの中に，胎児アルコール症候群と思われる子どもがいます。

　米田さん：栄養士としては，こういう場合，胎生期の栄養も十分でないだろうというのも気になるところです。

　講師：栄養の偏りも大きい場合が多いです。依存状態になってしまうと妊娠がわかっても飲酒をやめられません。やめようと思った時にやめられる程度の飲み方にしておくのが大事だと言えるでしょう。

表23　アルコール使用障害に併存しやすい精神疾患

```
1. 併存精神疾患
   ・うつ病
   ・PTSD
   ・他の物質使用
   ・神経性過食症
2. アルコール依存にしばしばみられる精神面の症状
   ・ウェルニッケ・コルサコフ症候群
   ・嫉妬妄想
```

 ## 解説2：その他の精神疾患との併存

　アルコール依存には，うつ病やPTSDの併存も少なくない。併存の多い精神疾患を表23に示す。うつで落ち込んだ時に気分を上げようとして飲酒が増えることもあるし，アルコール乱用レベルの飲酒があって，仕事での失敗が続き，うつ病になる場合もある。どちらが先とも言えないケースも少なくない。PTSDについては，その症状であるフラッシュバックや悪夢などの症状から逃れるために飲酒量が増えることも多い。うつ病とPTSDとアルコール使用障害の3つが同時にみられることもある。また，アルコール以外の物質の乱用もみられることもある。女性では，神経性過食症の併存も多い。このように，精神科併存疾患にはいつも気を付けておく必要がある。併存疾患がある場合は，どちらを先に治療するかなど，治療計画をよく考える必要がある。酩酊した状態では神経性過食症の認知行動療法などを実施するのは困難なので，アルコール問題を先に考えることが多い。

　アルコール依存症の患者さんに，嫉妬妄想がみられる場合があることは古くから記載がある。病的嫉妬という表現もある。「妻が浮気をしている」という訴えが多く，殺人に発展した例もある。記憶障害や幻視等による事実誤認や，アルコールによる性機能障害により自信を失っていることなどが関係すると考えられている。

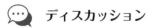 **ディスカッション**

　小川さん（小学校教諭）：アルコール依存症の治療は，身体の治療をしつつ，少しずつ飲酒量を減らすという感じでしょうか。

　講師：離脱症状がみられるタイプは，自分の力で飲酒を減らすのは大変難しいですし，急に無理にやめようとすると振戦せん妄となって危険なこともあります。入院して，栄養補給，ビタミンや水分の補給をし，薬物で症状に対応しながら飲酒ゼロにもっていった方がよいでしょう。離脱症状が出ないレベルであれば，血液検査をして，肝臓に問題があれば治療しつつ，グループ療法に通っていただくのが一般的だと思います。

　助川さん（助産師）：断酒会などですか？

　講師：断酒会，AA*[2]などいくつかの会があります。人前では緊張して自分の良い面しか見せないことがアルコール使用につながっているケースは多く，同じ問題をもつ人々のグループで，やっとありのままの自分を認められるようになるということも多いのです。家族のグループもあります。家族に対応が必要なのはお話しした通りです。

 解説3：依存症の治療法

　アルコール使用そのものを根本からなくすような薬物療法はないが，アルコール依存症の薬物療法には2つある。1つは，嫌酒薬と言われるもので，アルコールが代謝されて生成されるアセトアルデヒドの濃度を上げる薬剤である。これを服用しておくと，飲酒すると，アセトアルデヒドの濃度が非常に上がり，二日酔いの症状を強く感じるような状態となり，それ以上は飲まなくなる効果を狙っている。もう1つは，飲みたい欲求を少し抑える薬で，最近使用されるようになったものである。

　対症療法として，この領域の薬剤が開発されたのは望ましいことだが，自分が抱えるストレスをそのままにして，薬だけ飲んでも，この薬を飲み続けることになるだろう。やはり，生活リズムの回復，ストレスマネージメント，家族との関係を考え直すことなども行いながら薬の力を借りると，飲酒をコ

ントロールしやすくなるだろう。

 ディスカッション

木部さん（部活スポーツ指導者）：アルコール以外の依存症の治療も基本的には同じ考え方なのですか？　覚醒剤などは，自分とは縁のない特殊な領域という気がして，想像がつかないのですが。

仁田（医学生）：ヘビースモーカーはニコチン依存ですよね

講師：そうですね。依存症の一種です。

西湖（臨床心理士）：私は最初から吸わないのですが，周囲には，これまで吸っていて禁煙できた人がいる反面，禁煙，喫煙を何度も繰り返している人もいます。喫煙習慣があると肺がんになりやすいなどタバコの危険性についての情報はたくさんあるのに，それで個人の行動を変えるというのはとても難しいですね。

講師：そうですね。喫煙は，肺がんだけでなく，他のがんのリスクも上げます。リスクは「吸っていると，吸っていない人に対して肺癌になるリスクが何倍になる」という形で示されます。学生に聞いてみると，たとえ1.1倍というわずかな増加でも怖いという人もいれば，吸うと10倍がんになるというならやめるが，1.2とか1.3ならやめないという人の方が多いようです。

　数字の受け止め方は個人差があります。人間の行動の変容について，動機付け理論というものがあります。一気に禁煙できるのではなく，段階を踏んで変わっていくという理論です。

 解説 4：動機付け理論

　健診を受けていない人が受けるようになる，喫煙者が禁煙する，極端な低カロリー食を食べていた神経性やせ症患者が普通食を食べられるようになる，など行動変容のプロセスを理解する理論であり，これに基づく援助法を動機付け面接法という。

　動機付けの段階としては，前熟考期，熟考期，行動期，維持期などがあると考えられている。前熟考期とは，行動を変える必要をまったく考えていな

い時期である。喫煙について言えば，周囲に禁煙を勧められても「好きなタバコを吸って死ねれば本望」「うちの祖父だってタバコを吸ってて90歳まで生きたし」などと答え，本気で考えていない段階である。

　熟考期は，喫煙しながらも健康には自信があった人が，健診で問題を指摘されたとか，子どもが生まれたなどのきっかけで禁煙を考えるようになる段階である。この理論では，喫煙習慣のもつ「良い」面と悪い面を話し合うというような方法で，動機付けの段階を進めると考えられている。例えば，喫煙について，本人の考える「良い」面は，手っ取り早い気分転換，喫煙所でのおしゃべりが楽しい，喫煙者と仲間意識ができる，などがあるだろう。悪い面は，本当は少し体調が悪い，お金がかかる，意志が弱いと家族からいつも非難されるなどが挙がるだろう。

　このような話し合いは自分の状況を客観的に見ることにつながり，喫煙以外の気分転換の方法はないだろうか，など少し視野を広げることができる。自分の問題を少し外在化する（→第10回）方法とも言える。

 ## ディスカッション

木部さん（部活スポーツ指導者）：これは，タバコだけでなく，他の依存にも使える考え方なのですね。

講師：そうですね。また，アルコールでは，AA，薬物依存ではDARC，喫煙では禁煙マラソンなど，グループの中で支え合うという方法も重要です。グループの中では，他の人の様子を見て，自分の状況を振り返ることができ，また自分の存在が他の人の役に立つという体験もできます。

児島さん（保育士）：脱法ドラッグとか危険ドラッグなどを使用して，交通事故を起こしたというような話を一時よく聞きましたが，このような薬物は脳に影響を及ぼすのでしょうか。

講師：はい。さまざまな影響を及ぼします。危険ドラッグの長期使用の弊害については今後データが出てくると思いますが，覚醒剤については，使用しているうちに覚醒剤精神病という状態になることが古くから知られています。これは，幻聴や被害妄想がみられるもので，薬物を使用したことを確認しなければ，統合

失調症に見える場合もあります。

　木部さん（部活スポーツ指導者）：ネット依存の話をよく聞きますが，アルコールやタバコと同じ疾患と考えてよいのでしょうか。

　講師：物質ではないので，身体的依存はありませんが，心理的には，「他のことよりネット（ゲーム）を優先してしまう」「仕事や対人関係に悪影響があってもネット（ゲーム）をしてしまう」など，アルコール依存などと共通した心理があります。ICD11でもゲーム障害（→第1回）という診断名が入りました。

　木部さん：治療は難しそうですね。

　講師：ネットから離れるためのキャンプなどをやっているところもあります。ネット環境を離れるのは1つの方法ですが，もともとの環境に戻った時に健康な生活ができるかどうかは，その治療の内容次第です。学校や仕事を続けながら，今の生活環境で治療するならば，動機付け面接法の考え方で，ネットで得ているもの，失っているものを冷静に考える，ネット使用時間を少しずつ減らすというような対応になるでしょう。

　他の依存症もそうですが「意志を強くもって明日からゼロにする」というのは困難です。自力で治そうとしても，行きつ戻りつしがちなので，やはり専門家に相談して客観的に問題を把握し，半年後，1年後の目標を立て，少しずつでも確実に前に進む方法を考えるとよいと思います。

さらに学びたい人のために

〈専門家による一般向け書籍〉

樋口進監修（2018）新版アルコール依存症から抜け出す本（健康ライブラリーイラスト版）．講談社．　※アルコール依存の専門家による一般向けのアルコール依存の治療の解説書。

〈当事者・家族による著作〉

中島らも（2008）今夜，すべてのバーで（講談社文庫）．講談社．　※フィクションだが，アルコール依存者の入院生活や心理がリアリティをもって描かれる。

山村修（2011）禁煙の愉しみ．朝日文庫．　※「サーフィンのようであり，非日常である」禁煙のプロセスについての随筆。「この1本が最後」という禁止法ではない禁煙の心理について描かれている。

【注】

＊1　イネーブラー（enabler）とは何かを可能にする（enable）人と意味である。
主にアルコールなど依存症を続けさせる結果となるような行動をする人を指す。
配偶者や親の場合が多い。

＊2　AA とは Alcoholic Anonymus の略。アルコール使用の当事者の集まりである。
会の中で匿名を保つことで，参加を促し，グループ内での率直な意見交換を行っ
ている。

第12回

パーソナリティ障害
──メンタルな問題を引き起こすパーソナリティの偏り──

授業のはじめに

　ここまで学んできたのは，「精神疾患」ですが，この章ではパーソナリティ障害について学びます。すでに第2章で，「私はクレオパトラの生まれ変わりなの」という女性は，自己愛性パーソナリティ障害かもしれないというお話をしました。「パーソナリティ」は日本語にすれば，性格，人格です。心理学分野には「性格心理学」「パーソナリティ心理学」というものがあり，健康な方の性格の特性が研究されています。

　精神医学では，「病前性格」という用語があり，病気が発症する前に，その人が内向的だったか外向的だったか，完全主義傾向だったか，これらが発症とどう関連したかなどを詳しく聴き取ります。「メランコリー親和型」というような性格も，うつ病の病前性格として論じられてきました。また，過去には，体型と結びつけた「循環気質」というような性格分類もありました。約100年前に出版されたクレッチマーというドイツの精神医学者の理論はよく知られています。人間の複雑な心理を考えると，「メランコリー親和型」といったカテゴリーがあっても，個人によってこの特徴の濃淡はさまざまなのですが，伝統的に「病前性格」はこのようなカテゴリーで論じることが多いと思います。

　一方，このような，何かの精神疾患の準備状態になり得るものとしての性格の偏りではなく，性格，人格が大きく偏っていること自体も治療や相談の対象になり得ます。このような問題は「パーソナリティ障害」と呼ばれます。自己愛性パーソナリティ障害はその1つです。英語では personality disorder で，以前は「人格障害」という訳語も用いられましたが，異常人格者のような響きがあるので，最近は，「パーソナリティ」というカタカナ表記が多いと思います。

ディスカッション

　中原さん（中学校教諭）：パーソナリティが偏っている人というのは，人とうまく付き合えないとか，人に迷惑をかけるといった人のことでしょうか。

　講師：DSM では，パーソナリティの偏りのために，社会適応に問題があることを重視しています。周囲の人が困ってしまう場合がイメージされやすいと思いますが，自分が苦しむタイプのパーソナリティ障害もあり，このタイプでは，対人緊張などが強く社会参加が難しくなります。

 解説 1 ：パーソナリティ障害とは何か

　DSM の診断基準では，パーソナリティ障害にもさまざまな種類があるとされ，DSM-5 では，A，B，Cの3つの群の9種類の診断基準が挙げられている（表24）。

　A群は，やや妄想的な考えがあるなど，統合失調症の症状に類似するものである。統合失調症とは異なり，どんどん悪化することはないが，対人関係は非常に難しい。B群は，対人関係の不安定性が目立つもので，境界性パーソナリティ障害や自己愛性パーソナリティ障害等が含まれる。うつ病や摂食障害等の精神疾患を発症して医療機関を受診することも多い。C群は，対人緊張や対人不安が強いタイプである。依存性というのは，アルコール等の依存ではなく，他者への依存という意味である。C群の中には「強迫性」パーソナリティ障害もあるが，これは必ずしも強迫神経症をもたらすものではなく，うつ病を発症することも多い。

　DSM 診断は，操作的診断法（→第1回）であり，診断項目が当てはまれば診断を下すので，非常に偏ったパーソナリティの場合，「自己愛性パーソナリティ障害と境界性パーソナリティ障害」のように，1人で2つ以上のパーソナリティ障害の診断が下されることもある。また，摂食障害の症状が激しい時に，対人関係が不安的になったり自傷行為がみられ，境界性パーソナリティ障害の診断も満たすということもある。摂食障害の回復とともに対人関係も穏やかになることも多く，こういうケースでは，「4年間だけ境界

表24　DSM-5のパーソナリティ障害の分類

パーソナリティ障害とは，自分や他者や出来事の認知，感情の強さや適切さ，対人関係機能，衝動コントロールなどの領域で，著しく偏った体験や行動が長く続くものである。
A型パーソナリティ障害（統合失調症の症状に類似性があるもの）
　　猜疑性（妄想性）パーソナリティ障害
　　シゾイド（スキゾイド）パーソナリティ障害
　　統合失調型パーソナリティ
B型パーソナリティ障害（不安定性，衝動性が高いもの）
　　反社会性パーソナリティ障害
　　境界性パーソナリティ障害
　　演技性パーソナリティ障害
　　自己愛性パーソナリティ障害
C型パーソナリティ障害」（対人緊張，対人不安が強いもの）
　　回避性パーソナリティ障害
　　依存性パーソナリティ障害
　　強迫性パーソナリティ障害

パーソナリティ障害の診断がついていた」となる場合もある。

　「パーソナリティ」「性格」というと，その人間の「人となり」なので，診断がついたり消えたりすることや，1人で2つも診断がつくのは奇妙に思われるかもしれないが，「偏り」の部分をチェックリスト的に診断すると，このような現象も起こり得るということになる。

　講師：では，次の事例を見てみましょう。

☹？考えてみよう――周囲を振り回す25歳女性，アルバイト店員のHさん

　幼少時から両親が不仲で，本人が小学校低学年の頃，母親は家を出た。その後はほとんど母親には会わず，父方祖母が主な養育者であった。高校生の頃から気分は不安定。何とか卒業して，美容学校に入ったものの，2カ月で中退。その後は飲食店のアルバイトを転々としている。

　気分不安定で欠勤することもあるので，職場の人に躁うつ病ではないかと言われ，心療内科を受診した。躁うつ病ではなく，むしろ性格の問題と言われ，必要な時だけ睡眠導入剤の処方を受けるようになった。その頃，既婚者であるバイト先の店長と交際を始め，しばらくは安定していたが，別れ話が

出た際に希死念慮が生じ，アルコールと一緒に睡眠導入剤を大量服薬した。店長に発見され，救急外来を受診した。身体面には大きな問題はなく，精神科に通うよう言われたが，通わなかった。入院前後の店長の態度に腹を立て，退職。

　その後，昔の友人から，店を手伝ってほしいと言われ，アルバイトを始めた。当初は元気で，販売成績もよかったが，徐々に他の女性店員との関係が難しくなり，気分不安定となった。その店の男性店員と付き合い始めたが，自宅で飲酒中に口論となり，「死んでやる」と言って，ベランダから飛び降り，両下肢を骨折した。救急部を経て整形外科に入院となった。

　入院中，男性主治医が，本人の生い立ちに同情してくれたのをきっかけに，主治医を理想化するようになった。そろそろ退院と言われると，痛みを訴えて退院日が延びるということを何度か繰り返した。入院後1カ月経過した頃，「入院費がかさむから」と，看護師の退院指導も受けずに急に退院した。退院直後から，主治医の当直日に救急外来を受診したり，電話をして「寂しいから今すぐ会ってほしい，会ってくれなければ自殺する」と脅すなどの行動が頻発し，精神科に相談があった。

ディスカッション

加護さん（病院看護師）：こういう患者さんが私が働く病棟にもいました。

　ある男性医師が親身になって話を聞いていたら，その先生に依存的になってしまいました。依存的という言葉が適切かどうかわかりませんが，薬の変更とか検査予定など，あらかじめその先生から話はされていたと思うのですが，ご本人は，きちんと理解していらっしゃらなかったように思います。看護師が再度説明しても絶対聞き入れようとされず，先生がすぐ病棟に来ないならば退院するなどと攻撃的に言われ，結局，休日なのにその先生に来ていただいたこともありました。先生の前では，看護師の説明が悪くていかに心細い思いをしたかなどを縷々訴えるので，そんなことを言うなら本当に退院してほしい，と思ってしまいました。本来の治療以外のことでとても消耗させられたという思いが残っています。

　小川さん（小学校教諭）：こういう方は世の中には多いですよね。つい最近，

うちの学校に来た実習生も，ある教員が親身に指導していたら，いろいろ身の上話をするようになり，それに教員が共感したところ，休みの日に会ってほしいなどと言われて困っていました。

　その教員が私に相談してくれたのでよかったですが，実習生からは「誰にも言わないで」と言われていたようです。親に虐待されたとか，自分のことを理解してくれる人は誰もいないのでいつも孤独とか。孤独感が募ると自傷行為をすると言うので，もう少し人を信用しなくてはいけないとその教員が言ったら，それでは今度自分が死にたくなったら止めてくれるのか，きっと先生も止められないだろうと試すようなことを言われたので，とても責任をもてないとまいっていました。

　仁田さん（医学生）：今ここで，第三者的に結末まで話を聞くと，確かにそういう方には問題があるとわかりますが，もし自分がその先生の立場だったら，あるいはHさんの事例の医師だったら，どこで「問題あり」と気付けるかと言うと，ちょっと自信がありません。患者さんには親切に，と習っているので。精神医学的に言うとこれはどういう病理なのでしょうか。

　講師：Hさんは，「境界性パーソナリティ障害」という障害です。その実習生の方もおそらくそうでしょう。表25のような項目が特徴的診断です。

　福山さん（精神保健福祉士）：「理想化」に当てはまるのかどうかわかりませんが，Hさんも，その実習生さんも，誰か1人に「救ってほしい」のような思いを向けていますね。救ってもらうためにいろいろな要求を出してきた時に，どう対応するかが大事な気がします。無理をして要求に合わせると，次から次へと次の要求が来るのではないでしょうか。

　講師：そうですね。救ってほしいという思いを向けられた援助職が，周囲から孤立し始めたら危険なサインです。診断基準には挙げられていませんが，境界性パーソナリティ障害には，「分裂」（スプリッティング）という心理があります。自分の中に2面性があって，会う人によって見せる面が違うのです。

　Hさんは，主治医の目には，不幸な生い立ちの健気な女性と映っていたでしょう。看護師さん方は，要求が多くてルールを守らない人，と思っていたでしょう。このため，本人と主治医が周囲から孤立して，ますます全体が見えなくなるということになりがちです。完全な2重人格ならば主治医もすぐ気付くでしょうが，

表25　境界性パーソナリティ障害（DSM-5の診断基準から抜粋）

対人関係，自己像，感情などが非常に不安定。成人期早期までには表れている特徴である。以下のうち5つ以上がみられる。
 （1）見捨てられることを必死で避ける
 （2）人のことを理想化したり蔑視したりし，対人関係が非常に不安定
 （3）自分に対するイメージが不安定
 （4）浪費，性行動，物質乱用，むちゃ食い，危険な運転など2つ以上の領域で衝動的。
 （5）自殺企図，自殺の脅しを繰り返す
 （6）気分が変わりやすく不安定
 （7）慢性的な空虚感
 （8）不適切で激しい怒りをもち，怒りの制御が困難
 （9）強いストレス下で，一過性に妄想様観念または重篤な解離性症状を起こす

そうではないので，依存された側には問題が見えにくいのです。通常業務以上のこと，特にプライベートな時間に会ってほしい，などの要求が出たら，1人で対応せず周囲に相談する必要があります。本人の要求を満たそうとしても，どこかで破綻が来ます。

　「見捨てられ不安」という言葉があるように，境界性パーソナリティ障害の患者さんは，人から見捨てられたという感覚に敏感です。無理をして要求に合わせても，結局応じきれず，本人は見捨てられたと思って自傷行為をするというような展開になりやすいのです。傷が深くなる前に，できないことはできないと伝える必要があります。

　加護さん（病院看護師）：早目に気付いて，同僚の間では情報を共有しておくことが大事ですよね。病棟にいた患者さんも，「この間の看護師さんは，すぐ先生を呼んでくれたのに，あなたは呼んでくれないんですか」などと言うので，かなりプレッシャーを感じた同僚もいたようです。

　講師：精神科以外の医療現場，小川さんのような医療現場の外では，なかなか対応は難しいと思いますが，病歴からパーソナリティ障害が疑われれば，最初にルールを伝える，できないことはできないと伝える，ルールを超えてまで休日に人に話を聞いてほしいのであれば，カウンセリングが必要なのではないかと説明することが必要だと思います。そして，今この場は，外科の病気の治療とか，教育実習など，本来の目的をきちんと果たすことがまず大事だとしっかり伝えるのがベストの対応だろうと思います。

　その上で，精神科に紹介されて来たら，本人が自分の問題をどうとらえている

かをよく確認し，その問題の解決のために本人が何ができるのかを考えていきます。

　やはり，精神科医でも医師が「救う」と言うのは難しいのです。テレビドラマなどでは，「死にたい」と言った女性患者のところに，夜中でも男性医師が駆け付けたりしているのを見ることがありますが，これはよい対応とは言えません。境界性パーソナリティ障害の治療で大事なのは「限界設定」limit setting という考え方です。

 ## 解説 2 ：境界性パーソナリティ障害の治療

　例えば，何度も自傷行為を繰り返す事例がいたら，外来では危険で診られない範疇であろう。このような場合，「リストカットを繰り返すようなら，外来治療は危険。入院治療が必要」ということを説明し，「リストカットをするなら外来では診られない」と伝えるのが「限界設定」である。しかしこれだけでは，治療的でない。手首を切ったら見捨てると言っているに等しく，「手首を切るのを我慢しろ」と言っているように受け取られるからである。限界を設定することを治療的に活用するには，「手首を切りたくなったら，手首を切りたいほどつらいことを言葉で伝えてほしい」というルールにする必要がある。そして，それでももし手首を切ってしまったら入院とするというようなルールも付随して決めておく必要がある。もしこれが了解できれば，リストカットが減るだけでなく，本来行うべき心理的な問題への取り組みができるだろう。

　このような対応をする時，大事な点は2つある。1つはこうしたルールを設定して，「手首を切りたいほど苦しい」話が出た時には，叱責したり「心配だから入院しよう」と慌てて提案したりはしない，ということである。もし，せっかくつらいことを言葉で話したのに入院となると，手首を切った時と同じ対応をされてしまうということになる。そして，もう1つのポイントは，このようなルールを設定していたのに手首を切った場合は，約束通り入院とするということである。こうすれば，リストカットという行動化を用いなくてもつらさを伝えることができ，心理的問題の解決に近づく。

入院するルールにしていたのにうやむやにしてしまうと，行動はエスカレートするだろう。どのような行動まで治療者が耐えられるか，試すような形になる場合もある。治療計画は立てるプロセスが治療的なので，当事者としっかり話し合う必要がある。

 ## ディスカッション

加護さん（病院看護師）：なるほど，この考え方はよいですね。病棟の患者さんが「今すぐ先生を呼んでほしい」などと言う場合は，何か限界設定的な方法は使えるでしょうか。

講師：先生との面談の時間をあらかじめ決めておき，次に先生といつ会えるかをわかるようにしておくのは1つの方法です。

 ## 解説3：限界設定

精神科病棟では，主治医の面接の時間はこの曜日のこの時間と決まっていることも多い。このような面接は「構造化された面接」と言う。外科病棟などでは，このような，決まった曜日と時間を設定するのは難しいことが多いが，「次にお会いするのは何曜日の夕方の予定です」というように，「1つ先」の予定を伝えることはできるだろう。もしこれができると，「今すぐ先生を呼んで」と言われても，「明日の予定された面接の時に相談してみましょう」と伝えることができる。

治療上重要なもう1つのポイントは，チームでの対応をしていることをしっかり伝えることである。主治医は治療の責任者だが，患者の家族でもなくその個人だけのために雇用されているパーソナルトレーナーでもない。主治医は組織の一員であり，その患者さんだけではなく多くの患者さんの治療について責任をもっている。実習生に対応する教員も，実習生対応だけが仕事ではない。組織の中では，誰かが不在でも治療が滞らないようチームで対応するのが普通であり，病院では，主治医が休みの日は主治医に替わる人が対応する。このようなことを説明しつつ，治療とは治療者を思い通りに動か

すことではなく，自分が自分をコントロールできるようになることであり，治療者はそれを手伝うのだということを伝える。

　境界パーソナリティ障害の人は，「自分のことをわかってくれる先生」と「全然わかっていない看護師さん」というふうに，チームを「分裂」させがちであることが知られている。本人の思い通りに動いてくれる人とそうでない人と言ってもよい。患者さんは，依存できる対象の前で見せている姿と，そうでない人に対して見せている攻撃的な姿がまったく違うなど，「分裂」は本人の中にある。しかし，もともと，チームに何らかの亀裂があると，患者の言葉がスタッフにも取り込まれ，「あの先生はダメ」というような話題でチームが分裂しやすくなる。チームミーティングなどを活用し，チームの亀裂は修正するとともに，その患者さんの治療目標を失わないようにすることが重要である。

　学生など若い世代に境界性パーソナリティ障害のことを話すと，「メンヘラのことですか？」「『かまってちゃん』のことですか？」というような反応が返ってくることがある。これらの言葉は，気分が不安定で他者に対して操作的だったり，依存的だったり自傷行為が多い人のことを指すようである。手首切りなどが新しい珍しい現象として精神医学の中で注目された後，数が増えたことによって，精神医学の外の世界でも「時々見る人騒がせな人」的な位置を獲得しているように思われる。このような表現は，当事者の困難を矮小化してスティグマを強める危険がある。

　しかし，近年，自分の中の病的な部分を「外在化」して，それを擬人的に扱うという治療技法（→第11章）が盛んになっていることを考えると，境界性パーソナリティ障害の特徴を「〇ちゃん」「〇さん」と名付けるのは治療に活用できる可能性もある。この章で挙げられたような，病棟の医師患者間や，さまざまな実習現場における，パーソナリティ障害をもつ人々の操作的行動による現場の混乱は非常に多い。何か，差別的ではない名前をその人全体でなく，病的部分に対して使うことで，現場が分裂せずに対応できるかもしれない。例えば，Hさんが入院した病棟で，次に境界性パーソナリティ障害の方が入院した際，「この方は前に入院したHさんと同じ『甘えっ子さん』をもった方だから，その部分の対応は精神科にお願いして，私たちはしっか

り整形外科の治療を行いましょう」ということが，医師や看護師で共有されるとよいだろう。

さらに学びたい人のために

〈専門書〉

Gunderson JG 著／黒田章史訳（2018）境界性パーソナリティ障害治療ハンドブック—「有害な治療」に陥らないための技術．岩崎学術出版社．

Linehan MM 著／小野和哉訳（2007）弁証法的行動療法実践マニュアル—境界性パーソナリティ障害への新しいアプローチ．金剛出版．

Paris J 著／黒田章史訳（2014）境界性パーソナリティ障害の治療—エビデンスに基づく治療指針．金剛出版．

〈専門家による一般向け書籍〉

林直樹（2017）新版よくわかる境界性パーソナリティ障害．主婦の友社．

Kreger R, Mason P 著／荒井秀樹訳（2010）境界性パーソナリティ障害＝BPD 第2版 はれものにさわるような毎日をすごしている方々へ．星和書店．　※境界性パーソナリティ障害の周囲の人々が，パーソナリティ障害を持つ人の行動にどのように対応すべきか解説されている。

認 知 症

——症状は「物忘れ」にとどまらずさまざまな領域に——

授業のはじめに

　日本をはじめとする先進国では高齢者が増え，これに伴って，認知症をもつ人の数も増えています。認知症では脳細胞の働きが低下するために，記憶障害などが生じますが，日々の生活の中でどのような精神状態でいられるかは，生活環境にもよります。例えば，大規模団地で同じような建物が多く迷いやすいと，本人も家族も疲労する結果となり得ます。また，公共交通の便が悪く，車を使って生活してきた方は，運転できなくなると生活が変わってしまうという場合もあるでしょう。

　小川さん（小学校教諭）：よく「あの人は，最近ちょっと『認知』が入っているんじゃないか」というような表現をしてしまいますが，記憶力が落ちていても，すべてが認知症の初期というわけでもないのでしょうか。

　講師：記憶力低下には，さまざまな背景があります。必ずしも全員が「認知症」というわけではありません。過去のことを想起できないという症状があったとして，可能性としては表26に示すようなさまざまなものがあります。

💬 ディスカッション

　木部さん（部活スポーツ指導者）：年齢相応というのは，私たち中年でも，人の名前が出てこなくなったというような現象に近いと考えてよいですか。

　講師：そうですね。年齢相応と言っても，100歳でも記憶が優れている人もいる反面，70代でも忘れっぽいという人もいますので，「75歳相応」「80歳相応」というような基準を示すのは難しいと思います。しかし，思い出せないことが時々あっても，生活に大きな支障はきたしておらず，また，この1〜2年の様子を見

表26　中高年の「認知症に見える記憶障害」のさまざまな原因

①年齢相応の記憶障害
②せん妄など意識障害による一過性の記憶障害
③身体疾患（器質疾患）による記憶障害
④うつ病による「仮性認知症」
⑤認知症

て，記憶障害が明らかに進行しているとは言えない場合は年齢相応の変化で，病的とは言えない場合が多いです。

「昨日の夕食に何を食べたかすぐ思い出せない」というようなことがあっても，こんな料理だったというようなヒントが与えられれば思い出せることが多いと思います。認知症の場合は，食べたことそのものを思い出せない状態にあります。これは，年齢相応の物忘れとは異なります。

助川さん（助産師）：夫の父親も「朝食を食べさせてもらっていない」とよく言っていました。アルツハイマー病という診断でした。

仁田さん（医学生）：表26②の「せん妄状態」というのは，第２回で学んだように，手術の後などで，意識レベルが少し下がって，幻覚が見えたりしている状態ですね。話しかけてもぼんやりしているので，記憶が低下しているという問題だけではないということはわかりそうですね。

講師：そうです。第２回の表１でいうと，意識障害の領域です。せん妄状態で，幻覚が見えたり興奮していたことを本人は覚えていないことも多いので，一日の様子を知らないと，周囲の人が「忘れっぽくなった」「認知症ではないか」と心配することもあります。せん妄の時は意識障害が問題で，周囲の状況をその時にきちんと認知していないので，後から本人にその時のことを聞いても記憶が曖昧ということになります。

認知症がある方が手術を受ける場合などは，せん妄が起きやすくなりますが，認知症ではない高齢者の方でも，手術の後にせん妄状態になることはあります。経過をよく見る必要がありますね。

認知症の方の場合は，手術など特別大きなことがなくても，せん妄状態になることはあります。身体疾患の治療のために処方された薬でせん妄が起きやすくなることもあるので，もしそういう症状があったら主治医と相談することが必要で

す。

　中原さん（中学校教諭）：表26の③身体疾患によるものというのは脳の中の病気という意味でしょうか

　講師：はい。精神症状の発生に直接的に関係する身体疾患で，器質疾患とも表現します。第１回のヒエラルキーの１番上にあるものです（図１）。例えば次のような疾患があります。

 ## 解説１：記憶障害を起こす身体疾患

　慢性硬膜下血腫：脳には，軟膜，クモ膜，硬膜といくつかの膜があるが，頭蓋骨のすぐ内側の硬膜の内側に血腫ができ，このために一見，認知症のような症状を呈することがある。典型的な例は，転倒して頭部を打撲しその後に少しずつ出血が続いて血腫となるような場合である。転倒直後は特に大きな症状がなく，本人は転倒したことをあまり問題視していなかったり，そのようなことがあったことを忘れている場合が多い。記憶障害などの認知症らしい症状だけでなく，歩行困難など，神経症状も伴うことがある。血腫を取り除く手術を行えば，ほとんどの症状が回復する。

　ウェルニッケ脳症：アルコール依存のところで説明した通り，アルコール大量摂取が長年続くこと，栄養摂取が不十分なことなどにより発症する。ビタミンＢ群の不足が関係すると言われているが，症状が顕在化して診断が下されてからビタミンＢの摂取を増やしても回復は難しい場合が多い。記憶障害とともに，それを補うような作話などもみられる。

　脳腫瘍：脳の細胞から発生する脳腫瘍の場合も，他の臓器の悪性腫瘍が脳に転移する場合も，病変が大きいと記憶障害や意識障害などを生じる。神経症状を伴うことも多い。以前よりぼんやりするようになったり仕事上のミスが目立つというのが最初の症状で，種々の検査を行った結果，肺癌の脳転移だったというようなケースもある。

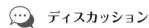 **ディスカッション**

中原さん（中学校教諭）：脳が萎縮してしまう場合だけではなく，脳の中に血腫とか腫瘍などができる場合も，記憶が悪くなって，認知症に見えてしまうことがあるのですね。

講師：その通りです。腫瘍などが大きな病変の場合は，手足の動きなど，記憶以外の神経症状が生じることも珍しくありません。頭蓋骨で囲まれた限られたスペースの中に大きな腫瘍が発生すると「脳圧亢進」という状態になります。脳圧亢進は致死的になることもあります。検査を受けて正しい診断を下すことが重要だと言えます。

仁田さん（医学生）：表26④にある「うつ病による」というのはどのような状態でしょうか。

講師：うつ病の場合，まるで認知症のような記憶障害がみられることがあります。仮性認知症とも呼ばれる病態です。この場合，よく症状を聞けば，抑うつ気分や食欲低下，不眠などうつ病の症状を伴っています。うつ病では，集中力が低下して，新しいことを覚えにくかったり，過去のことを思い出しにくかったりしますが，本人は，これでまた抑うつ的となり「ぼけてしまった」と悩むことが多いのです。うつ病の章で，うつ病には「治らない病気になってしまった」という心気妄想が時にみられることを説明しました（→第4回）。その多くは「癌になってしまった」というような訴えですが，「認知症になってしまった」と思って悲観的になる場合もあるのです。

仁田さん：うつ病を治療すれば回復するということですね。

講師：そうですね。なかには，認知症の前段階としてのうつ状態がみられることもありますので，診断は慎重に行います。さまざまな検査をしても認知症とは診断できずうつ病だとなれば，うつ病の治療を行います。抗うつ剤が使える状況ならば抗うつ剤を使用します。身体的疾患があり，抗うつ剤が使いにくければ，電気痙攣療法を用いる場合もあります。

うつ病の場合は，うつが回復すれば，認知症のように見えていた記憶の問題も回復します。正しい診断がきわめて重要ということになります。

仁田さん：このようなさまざまな病気の可能性がない場合に，認知症と診断さ

れるということですね。

　講師：その通りです。ただし，認知症と言っても，いくつか種類があります。まず，多い型として，アルツハイマー病と脳血管型認知症があります。以前は，西洋ではアルツハイマー病中心なのに対し，日本には高血圧や動脈硬化が多いため，脳血管型認知症の方が多いと言われていました。しかし，現在では，日本でもアルツハイマー型認知症の方が多くなっています。その例を見てみましょう。

☺? 考えてみよう──アルツハイマー型認知症の70歳女性Iさん

　Iさんは，夫が3年前に亡くなって以来，一人暮らしである。息子とその家族は遠方に住んでいる。

　数カ月前から，息子が電話をすると，「自分が机の上に置いていたものがなくなっている。この辺に泥棒がいるに違いない」と言うため，休日に，息子とその妻が様子を見に行くことにした。すると，約束していた時間に家にはおらず，数時間後に帰宅した。「午後1時に来ると言ったはず」と息子が言ったところ，「用事があって忙しくてちょっとうっかりしていた」と説明した。どんな用事があったかを聞いても納得できる回答ではなく，母親は元来このような約束を忘れる人ではないため，息子は奇異に思った。

　また，Iさんは，もともときれい好きで，整理整頓はきちんとしている方であったが，家の中が雑然としていた。「整理をしている途中だから」というような説明であった。「今お茶を出すから」と言ったが，準備にかなり時間がかかり，結局は水を出してきたため，息子は，以前のIさんとの違いに驚いた。翌週，息子の妻が付き添ってかかりつけ医を受診し，専門病院を紹介された。諸検査の結果，アルツハイマー型認知症と診断された。

💬 ディスカッション

　助川さん（助産師）：Iさんは，息子さんと約束をしていたこと自体を忘れていたということですね。

　講師：はい。息子さんは前日に電話で確認したので奇異に思ったのです。

保田さん（養護教諭）：物を盗られたというのも，置いたことを忘れていると いうことですね。

　講師：はい。置いていたものがなくなった，誰かが盗ったに違いないという訴 えは非常に多いもので，「物盗られ妄想」という言葉もありますが，これも置い たことを忘れることが背景にあります。Ｉさんは一人暮らしですが，家族と同居 している場合は，「嫁が盗った」「孫が盗った」などと言って家族関係が悪くなる こともあります。これはアルツハイマー病の典型的な症状です。

　アルツハイマー病とは次のような疾患です。

 ## 解説２：アルツハイマー型認知症の特徴

　アルツハイマー型認知症とは，脳の中にアミロイドβ蛋白などの物質が沈 着して細胞死を招くもので，脳全体を見れば萎縮がみられる。

　症状はさまざまだが，記憶障害が最も中核的な症状である。（表２）記憶 の中では近時記憶がダメージを受けやすい。典型的には，Ｈさんのように， 前日約束したことを想起できなかったり，「今日の朝食で何を食べたか」等 の質問に答えられなくなる。「物盗られ妄想」は，近時記憶の障害のため， 物をどこに置いたか想起できないことが背景にある。一方，子どもの頃の記 憶などの遠隔記憶は保たれる。

　今，自分がどこにいるか，今は何月何日かなどの意識は「見当識」と呼ば れるが，アルツハイマー病の場合は，見当識障害もみられる。今どこにいる かということが曖昧で，近時記憶も障害されているので，当事者の行動は混 乱したものになる。

　服を着る等の日常生活上の動作にも困難をきたし，これを「失行」と呼ぶ。 料理など，一連の動作を次々に行って目的を達成することができなくなるこ とを遂行機能の障害とも呼ぶ。料理などの行動は，健康な人は，材料を洗う， 切る，鍋に入れる，調味するなどの一連の作業のひとつひとつにあまり考え こまずにスムーズに行えるが，アルツハイマー病ではそのやり方がわからな くなってしまう。以前は普通に料理をしていた人が「ある時期から料理が変 になった」ことで発症に気付かれる場合もある。

第 13 回　認知症　**167**

表27　認知症のさまざまな症状

1．中核症状 　　記憶障害 　　失語，失行，失認 　　実行機能障害 　　判断の障害 　　見当識障害 　　推理の障害 2．周辺症状（behavioral and psychological symptoms of dementia:BPSD） 　　睡眠・食欲の問題 　　活動性の問題（徘徊，暴力など） 　　心理的症状（抑うつ，不安，妄想）

　認知症では，記憶の問題以外に，昼夜逆転，せん妄，不安，攻撃性などさまざまな問題が生じる。周辺症状と呼ばれているが，生活に支障をきたす原因となりやすく，介護者には周辺症状の方が負担となることもある。近年はBPSD（認知症の行動・心理症状）という呼び方が一般的となっている（表27）。

💬 ディスカッション

　児島さん（保育士）：料理などはあまり頭を使うことではないと思っていましたが，脳が働いていないとできないことなのですね。確かに「この料理を作る」という目的を達成するためには多くの作業がありますね。

　仁田さん（医学生）：うつ病の記憶障害は本人が悩んでしまうということでしたが，Ｉさんはあまり悩んでいるようには見えません。アルツハイマー型ではあまり悩まないのでしょうか。自分が認知症になったら絶望的になってしまうと思うのですが…。

　講師：個人差がありますし，記憶障害を自覚し始めた時は強く悩む方も多いのですが，ある程度進行すると，アルツハイマー型では，ご本人はあまり深く悩まず，忘れていたことを指摘されても，Ｉさんのように，「ちょっと忙しくて」「ちょっと度忘れした」のような説明をすることが多いのです。このような場合に，嘘をつくなとかごまかすななどと叱責してもあまり意味がありません。

アルツハイマー型認知症では，次に説明する脳血管型認知症とは異なり，手足の運動等には問題がないことが多いので，町を徘徊したりする現象もみられるのです。

　保田さん（養護教諭）：認知症といっても，脳血管型認知症では症状が違うのですね。

　講師：はい。脳血管型認知症には次のような特徴があります。

 解説 3：脳血管性型認知症の特徴

　脳血管型認知症は，アルツハイマー病のように，物質が蓄積して細胞死を起こすのではなく，脳の血管が詰まり，その血管から栄養や酸素を得ていた領域で細胞死が起きるものである。メカニズムとしては，脳梗塞と同じであり，血管が詰まる範囲が大きければ，手足の運動などにも影響がある。

　脳梗塞の場合にもみられるが，急に泣くなど「感情失禁」と呼ばれる症状もみられる。アルツハイマー病ではあまりみられない症状である。また，病前と同じように見える面も一部保たれているのも特徴で，「まだら認知症」と呼ばれる。

　アルツハイマー病は，物質の蓄積が徐々に進行するに従い，症状も少しずつ全般的に進行するが，脳血管型では，血管が詰まるという現象の後，その領域の細胞死が一気に進むので，症状は階段状に進行することが多い。「まだら認知症」などの現象も，健康な細胞が元通りの部分も残るためである。

　そのほかの認知症のタイプとしては，レビー小体病，前頭側頭型認知症などがある。

　レビー小体病（レビー小体型認知症）とは，患者の死後脳を病理的に観察すると，「レビー小体」いう特徴的な構造がみられるものである。臨床的には，パーキンソン病でみられるような筋肉の硬さや小刻み歩行などがあり，幻視がみられることが比較的多い。パーキンソン病として治療を受けていて，後で認知症に気付かれるというような場合もある。

　前頭側頭型認知症は，脳画像検査をすると，前頭葉と側頭葉に特に萎縮が強い認知症である。症状は，50代など比較的若い年代から生じ，「脱抑制」

と言われるような行動がみられる。もともとは真面目な性格の会社員が，万引きをしたり診察中に鼻歌を歌うなど，本来の本人の性格にはそぐわないような行動をとる。現役世代の場合も多いが，職場の適応にはさまざまな困難が生じ，家族には大変負担が大きい状態となる。

ディスカッション

　仁田さん（医学生）：これまで学んできた疾患は，「器質疾患は除く」という前提でしたが，認知症は脳そのものに病変があるので，他の疾患とは雰囲気が違うのを感じます。どの病型かは，症状を見て推測できますが，診断には画像診断が重要ということですね。

　講師：そうですね。認知症は脳に変化があるので，病名も脳血管型とか，「レビー小体型」など，脳の病変で分類したような病名になっています。他の精神疾患のように，臨床症状で名前を付ける方法を認知症にも使うのならば，「レビー小体型認知症は」パーキンソン病・幻視型」などと呼びたいところですね。

　小川さん（小学校教諭）：認知症の原因というのはわかっていないのでしょうか。他の精神疾患では，原因は基本的に複合的，多因子的ということでしたが，脳に病変がある認知症もそうなのでしょうか。

　講師：今のところ，これが原因と1つに決められるものがはっきりしているとは言えません。ただし，脳血管型については，高血圧，高脂血症など脳梗塞のリスクファクターになるものがリスクにはなります。アルツハイマー型については，発症した人に，物質が脳に沈着していることはわかっていますが，なぜ沈着するかは未だ不明です。

　運動不足よりは適度な運動をした方が，また人付き合いがまったくないよりは社会生活がある方が予防的だと考えられていますが，どの程度の運動をするとどれだけ認知症を予防するか，というのはまだはっきりしていない段階です。

　米田さん（管理栄養士）：根本的治療はないのでしょうか。

　講師：壊れてしまった脳細胞をもとに戻すというのは残念ながら難しいです。今，治療としては表28のようなことが行われています。進行を遅くする薬物は使用されていますが，その効果については議論があります。沈着物をなくす新薬も

表28　認知症の治療・対応

```
1．薬物療法
　・認知症の進行を遅らせる薬物療法
　・高血圧や動脈硬化への薬物療法
　・せん妄や不安に対する薬物療法
2．薬物療法以外の治療（記憶の活性化・意欲の増進・気分の安定化を目指すもの）
　・芸術療法
　・回想法
3．生活上の工夫
```

開発されていますので，期待したいところです。高血圧や動脈硬化がある場合は，その治療を行うことは重要です。薬物療法以外には，回想法といって，過去の回想を促して，本人を活性化する方法や芸術療法などが行われています。生活の中で，不安の原因をできるだけ取り除き，記憶を補う方法を用いることで，社会生活を送っていらっしゃる方もたくさんいらっしゃいます。

　助川さん（助産師）認知症の人の介護は大きな問題ですね。認知症になった親の介護をしていてうつ病になった元同僚がいました。

　講師：はい。日本では，1970年代に『恍惚の人』という小説が出版され，認知症の介護のことが初めて社会的に注目されました。この小説では，認知症の高齢者の息子の妻が介護を一手に引き受けています。この時代に比べれば，施設や介護職も増え，家族以外にケアを託すことが可能にはなってきていますが，それでも家族の負担はまだ大きなものです。高齢者虐待の問題も続いています。介護をする人の心身の健康にも注意をすべきと言えるでしょう。

さらに学びたい人のために

〈専門書〉

川畑信也（2018）事例から考える認知症の BPSD への対応―非薬物療法・薬物療法の実際．中外医学社．

日本認知症ケア学会・日本痴呆ケア学会編（2011）BPSD の理解と対応―認知症ケア基本テキスト．ワールドプランニング．

日本神経学会監修／「認知症疾患診療ガイドライン」作成委員会編（2017）認知症疾患診療ガイドライン．医学書院．

〈一般向け書籍〉

有吉佐和子（1982）恍惚の人（新潮社文庫）．新潮社．　※認知症を介護する家族の問題が描かれ，社会的に大きな問題提起をした書。

〈当事者・家族による著作〉

岡野雄一（2012）ペコロスの母に会いに行く．西日本新聞社．　※認知症の母親と息子との交流を描いた漫画。母親の体験する幻視なども描かれている。

第**14**回

児童思春期のメンタルヘルス

——発達障害以外にもあるさまざまな病理——

授業のはじめに

　第1回でも述べたように，注意欠如・多動症（attention deficit hyperkinetic disorder: ADHD）や自閉スペクトラム症などの発達障害については，ここ20年ほどでよく知られるようになり，多くの情報が手に入るようになっています。発達障害やその傾向がある子どもが多いのは確かですが，児童思春期には他にもさまざまなメンタルヘルス上の問題があります。すでに，第9章の転換性障害で子どもの事例について考え，第2章のうつ病，第10章のPTSDの章で子どもの事例の理解の仕方について少し触れましたが，この章では，その他のメンタルヘルスの問題の概略をお示ししたいと思います。

ディスカッション

　児島さん（保育士）：保育の現場では，「気になる子」という言葉がよく使われます。

　仁田さん（医学生）：「気になる」というのは，保育園の先生方が見ていて，心配になる症状をもっているということですか？

　児島さん：はい。保育者が観察していて「気になる」ということですが，「気になる」のは，症状というより行動ですね。医療機関に行くことをお勧めすると，発達障害と診断される場合も少なくありません。一方で，家庭環境に問題がありそうな場合も，「気になる」行動が見られるので，発達障害なのか環境のせいなのか悩むことが多いです。

　小川さん（小学校教諭）：家庭環境の難しい子の行動上の問題は小学校でも目にしますが，親御さんと話す機会を作るのが難しく，何が起きているのかわかりにくいのが悩みです。

173

表29　神経発達症（神経発達障害）群の疾患（DSM-5より抜粋）

```
1．知的発達障害
2．自閉スペクトラム症／自閉症スペクトラム障害（アスペルガー障害，広汎性発達障害）
3．注意欠如・多動症（注意欠陥多動性障害，ADHD）
4．限局性学習障害
5．チック症
6．吃音症（小児期発症流暢症）
```

　講師：就学前のお子さんは，言語で自分の状況を訴える能力が限定的なので，行動観察は重要ですね。親は自分の子どもしか見ていませんが，たくさんの子どもの集団を見ている先生方が「気になる」という場合は，何か標準的発達とは違うことが起きている可能性は大いにあります。もし精神医学的に見て気にするべき行動と，保育の先生方が気になる行動が一致していれば，早期の援助に役立ちますね。

　では，児童思春期にみられる疾患にはどのようなものがあるか概観してみます。まず，発達障害の範囲には表29のようなものがあります。

📖 解説１：発達障害関連の診断

　発達障害の分類はさまざまだが，表29では DSM-5 に挙げられている診断名の一部を示した。DSM の発達障害は，版が変わると診断名が変わっているが，疾患の種類として，主なものは，知的障害，自閉スペクトラム症，ADHD，学習障害などである。

　知的レベルの評価は重要である。軽度の知的障害の場合は，就学前の段階では気付かれないままに，不適応のベースになっている場合がある。自閉スペクトラム症は，アスペルガー症候群，広汎性発達障害等の名称でも呼ばれてきた。主な特徴としては，対人関係の中の相互的な情緒交流や非言語的コミュニケーションが難しく，いわゆる「空気が読めない」傾向があること，「言外の意味」を読み取れず，言葉を字義通り受け取ってしまうといったコミュニケーションの問題に加え，こだわりの強さや感覚の過敏さなどをもっている。

　DSM-5 には診断基準が設けられているが，すべての診断基準を満たす

ケースに加え，診断項目を部分的に満たすというグレーゾーンの子どもも多い。得意な科目や記憶力などには優れた能力を発揮することもあり，問題があることがなかなか発見されない場合もある。成人して人間関係の難しさから精神科を受診して，やっと診断がわかる場合もある。

ADHD には注意欠如と多動の症状があり，多動は比較的気付かれやすいが，注意欠如（不注意）が優勢の場合は，周囲には，ちょっとぼんやりした子だという程度の印象で，なかなか診断されないこともある。多動には，人の話の途中で話し始める，順番を待てないなども含まれ，これが周囲との間で問題を起こすことも多い。注意がどんどんそれていってしまうという特徴もあり，1つの課題を仕上げることなどに困難を伴う。

吃音症やチック症も DSM-5 では神経発達症の分類に入っている。チック症は ADHD などに伴うこともある。チック症の中のトゥレット症候群は，身体に表れる運動チックだけでなく，音声チックがあり，場違いな音声を出して周囲の誤解を受けることが多い。正しい理解が必要である。

💬 ディスカッション

中原さん（中学校教諭）：「空気が読めない」ことで問題が頻発する生徒には時々遭遇し，そういう子は発達障害の傾向があるのだろうとは思っていましたが，感覚の過敏さなどはきちんと認識していませんでした。感覚過敏というと，うるさい音が嫌とかそういうことですか。

講師：人によって違いますが，特定の音が非常に苦手とか，何かの手触りがいや等さまざまなものがあります。一般の人も嫌なうるさい音だけとは限りません。教室で積極的に訴えることはないかもしれませんが，教室でも何か嫌な体験を我慢しているかもしれません。

中原さん：そうなんですね。気付いていませんでした。

児島さん（保育士）：保育園児では，ではこれが大きな問題になります。特定の食物は舌触りが嫌で食べられないということはよくあります。

講師：次に，発達障害圏以外に，児童思春期にみられることが多い精神疾患を表30に挙げます。診断名としては成人にもみられるものが多いのですが，症状が

表30　児童思春期にみられる疾患

- 強迫症
- 分離不安症
- 選択性緘黙
- 転換性障害
- PTSD
- 神経性やせ症
- うつ病
- ゲーム依存
- 反抗挑発症／反抗挑戦性障害
- 素行症／素行障害

若干異なることもあります。

解説2：発達障害以外の診断──大人との違い

　強迫症（強迫神経症）は，成人にもみられるものだが，児童思春期でも発症がある。強迫観念があって行為が生じるという症状の構造も同様である。第7回で述べたように，子どもには「悪いことが起こらないように」というおまじない的な行動がみられる場合があるが，強迫症と診断されるケースはその域を超えており，本人には大きな苦痛をもたらす。強迫観念がどのようなもので，どのように生じているかを言語化することが難しいこともあるので，強迫症に対する正しい知識をもって面接することが必要である。

　分離不安症と選択性緘黙は，第6回で勉強した不安症（不安性障害）に分類され，恐怖症や社交不安障害と同じカテゴリーになっているが，児童期の発症がほとんどである。分離不安症は，家族から離れることに強い不安があって，登校できなくなったりするもので，家庭内の問題が伴うことも少なくない。自閉スペクトラム症で環境の変化に敏感で登校しないというような場合は，分離不安症には含めない。選択性緘黙（場面緘黙）は，家では話すが学校では話さないなど，場所によって話をしないという現象で，発達障害を伴うこともある。学校を卒業する等環境が変わると話し始める場合もあるが，そうでない場合もある。

　神経性やせ症は発症が小学生の場合もある。「やせ願望」を強くは言わず，

「食べるとおなかが痛くなる」など，心身症的訴えの場合も多い。小児は，体脂肪が少なく，体重減少の全身への影響が大きいので，早く発見して治療を始める必要がある。未だ月経が発来していないものは，月経不順という指標がなく，気付くのが遅れる場合もある。その時の体重ではなく，成長曲線を描いて，本来の曲線から外れていないかを確認する作業が必須である。

うつ病は児童にも生じ得る。非哀感，憂うつ感の言語化は難しく，イライラや怒りやすいという症状が強いこともある。以前に比べて明らかに活力や食欲がなく，イライラしている場合はうつ病の診断も念頭に入れる（→第4回）。

ICD-11で精神科診断に加わったゲーム障害は，児童思春期にもみられる。ゲーム依存状態になっているケースは不登校を伴う場合が多い。

反抗挑戦症は，怒りっぽかったり，わざと人をいらだたせるようなことをしたり，大人に反抗的な態度をとるのを特徴とする。素行症は，他者に身体的危害を加える，動物に対する暴力，窃盗などがみられるものである。

💬 ディスカッション

中原さん（中学校教諭）：分離不安症などは子ども特有という感じがしますが，大人の病名と同じものも多いのですね。大人の病気と同じでも，言葉化できないから行動を見なければいけないのですね。保育園や幼稚園では「気になる子」という言葉があると聞きましたが，小中学生の場合も，大人がもうちょっと「気にする」つもりで見守った方がよいように思いました。

講師：うつ病でも神経性やせ症でも，児童の場合は「憂うつです」「やせたいです」と本人が言ってきて，受診につながるということはまずなく，「いつもより元気がない」ことに周囲が気付くのが早期治療の糸口となります。子どもたちの日頃の様子をよく知っておくことが，早期の気付きにつながると思います。

木部さん（部活スポーツ指導者）：反抗挑戦症や素行症を精神疾患というのはちょっと違和感があります。「素行が悪い」というのは，精神疾患とは違う気がします。

講師：このあたりが，DSMについて議論があるところです。従来の精神疾患

という範疇より，かなり広がっていると言えます。実際に窃盗や暴力があれば，治療だけではなく，矯正的な対応も必要になることが多いと思います。

　では，本人の病理と環境との関係について考えるために，中学生の例を挙げます。

考えてみよう──夜中もゲームの14歳男子J君

　小さい頃から，友達の輪には入れず，1人で過ごすことが多かった。両親は本人が3歳の時に離婚し，以後は母親と二人暮らしである。母親は，対人関係が苦手で，被害念慮をもちやすく，仕事を何回か変わっている。実家にも離婚や子育ての下手さを責められる気がして，ほとんど連絡を取っていない。職場で精神科受診を勧められ，受診した時期もあるが，薬物療法が効いた感触はなく，通院はやめてしまった，診断は明らかでない。

　J君は，小学3年生の頃，1人だけ周囲の子とは違う行動をしたり，不用意な発言で相手を怒らせるなどのトラブルの多さから発達障害を疑われ，児童精神科を受診した。しかし，診断がつく状態ではないので特別な治療は必要はないという判断で，集団の中に少しずつなじませるようにというアドバイスを受けた。担任の勧めで放課後の野球クラブに登録したが，一度も行かなかった。4年生の時，幼稚園の頃から知っている友達が転出した後，他の子にからかわれることが増え，孤立しがちであった。5年生の頃から家でゲームをする時間が長くなり，就寝時間が遅くなった。遅刻も増えたが，完

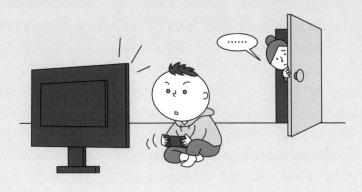

全な不登校には至っていなかった。担任やスクールカウンセラーが母親に連絡し，家の様子を聞こうと試みたが，母親の警戒感が強く，詳細は明らかにならなかった。

　中学に進学後，しばらくはコンピュータ部に籍を置き，放課後の活動に参加することもあったが，夏休みの間はほぼ一日中ゲームをして過ごした。特に母親が乳がんの手術で入院している間は，夜中もゲームをして昼夜逆転の状態であった。2学期に入ってからは，朝すっきり起きられない日は登校せず，不登校の日が増えてきている。偏食傾向だが食事は摂っている。ゲームをしている時は集中できるが，それ以外はやる気が出ない。

 ## ディスカッション

中原さん（中学校教諭）：ゲーム依存ですね。もともとグレーゾーンの発達障害もありそうです。

助川さん（助産師）：家庭環境も問題ではないでしょうか。母親の精神科診断はわかりませんが，不信感というか猜疑心が強そうです。第2章で話題になったような，母親が「世の中には怖い人がいる」という妄想をもっていて，その影響を受けているのではないでしょうか。仕事は続いているようなので妄想とまでは言えませんか。

講師：母親が「怖い人がいるから外に出てはいけない」と，直接言っているわけではないようです。しかし，母親と二人暮らしで，学校の友達もあまりいないとなると，母親の影響を受けやすい状態とは言えます。

小川さん（小学校教諭）：こういう，本人のことを唯一よく知っているのは母親のはずなのに，母親は連絡が付きにくいとか，今一つ心配していない感じというのはしばしば遭遇します。父親と二人暮らしの場合は父親に同じことが言えます。

助川さん：明らかな虐待ではないので，次の手を考えるのが難しいですね。

講師：そうですね。このような場合の子どもの問題としては，学習障害等がこれまで見逃されていなかったかという点の確認が必要だと思います。もし何か問題があって，それに対して援助を受けられれば，登校のモチベーションが上がり

ます。生徒同士のいじめ等がないかどうかも慎重に確認します。

　ご家族については，学校から呼び出されると，家できちんと生活指導できていないことを責められるのではないかとか，もう少し愛情をかけなくてはいけないと指導されるのではないかと恐れていることも少なくありません。担任でもスクールカウンセラーでもスクールソーシャルワーカーでもよいので，一番拒否されにくそうな人がまず家族の考えを聴き取り，本人のために何ができるかを一緒に考えていきたいということを伝えて信頼関係を築く必要があるでしょう。

　児島さん（保育士）：J君親子は援助が難しい感じではありますが，同じ場所にずっと住んでいるらしいのはよいファクターのはずですよね。友達もいたようですし。最近報道される虐待ケースは，急に父親が思いついて地方から首都圏に引っ越して孤立化しているような場合が多いように思います。

　菊地さん（地域保健師）：J君は父親には会わないのかはよくわかりませんが，父親からDVがあって，逃げているという感じでもなさそうですね。

　木部さん（部活スポーツ指導者）：母親はどんな診断かわかりませんが，地域に誰か相談できる人はいないのでしょうか。同じ地域に住んでいるのならば，小学校から中学校へもう少し引継ぎ的がうまくいくとよいと思います。

📖 解説3：児童期の治療の際に考えるべきこと ────

　J君のように，児童思春期のケースは，家族と生活しているため，経過にも，治療を安定的に続けられるかどうかにも家族の影響は大きい。これは必ずしも母親の育て方が子どもを発症させるということではないが，母親が今のJ君の生活には問題があることを理解し，そのための援助を受けることに納得しなければ問題解決は難しい。このプロセスがなかなか進まない場合は，可能ならば，母親にもカウンセリングを受けてもらうことが理想である。

　J君については，学習能力や発達障害の程度の再評価，登校を困難にしている背景となる学校での人間関係の確認などがまず必要であろう。児童思春期のゲーム依存については，日中は学校で過ごせることが重要だが，他に興味をもてることはないか，本人が学校以外に行ける場所はないかなどの検討も必要である。

これらの指導やカウンセラリングは，スクールカウンセラーが援助できる範囲である。しかし，今の状態が中学生年齢を過ぎても続いて引きこもり状態となった場合は，学校のカウンセラーは援助できない。地域の精神科や相談機関に引き継いでおくことが必要である。児童思春期のメンタルヘルスの問題は，6年間の小学校，3年間の中学校では解決できないことも多いので，引継ぎをしながら対応をしていく必要がある。

　一方，うつ病，神経性やせ症などは，発症後にできるだけ早期に治療に取り組むことで治癒することが期待できる。神経性やせ症は，成人では慢性化も少なくない疾患だが，児童期に発症したものは，きちんと治療することで治癒する可能性が高い。漠然とした見守りとせず，早めに医療の受診が必要である。これらの対応のためには，校医や地域の精神科でネットワークを作っておくのが望ましい。

さらに学びたい人のために
〈専門書〉
齊藤万比古総編集（2014）子どもの心の処方箋ガイド（子どもの心の診療シリーズ）．中山書店．
齊藤万比古総編集（2009）子どもの心の診療入門（子どもの心の診療シリーズ）．中山書店．こころの健康教室サニタ　https://sanita-mentale.jp/

第15回

面接の方法を学ぶ
——傾聴だけではない積極的な面接法——

授業のはじめに

　どのような精神症状があるかを確認し，診断を下すのは，精神科医の仕事です。でも，精神科受診を勧める場には精神科医はいないことがほとんどで，各現場のさまざまな対人援助職の方が精神科受診を勧めることも多いと思います（→第1回）。このためには，受診を勧めるための何らかの面談，面接が必要です。

　もちろん，受診を勧めるだけでなく，治療が始まった後でも，主治医から生活上どのような注意が必要だと言われているかを確認したり，学校や職場で工夫できることはないか話し合うなど，折に触れて面接は必要になります。このような面接は，身体疾患をもった人に対して，受診を勧めたり経過を聞く場合と，基本的な心構えは同じです。でも，精神面の症状の場合，特に注意すべきこともあります。例えば，本人が自分の問題を認めていなかったり，精神科のイメージが悪いなどがその例です（→第1回）。

　受診を勧める側が命令口調では，ますます足が遠のいてしまいますが，かといって，2時間も3時間もひたすら受身的に話を聞くだけというのも望ましくありません。傾聴，拝聴は重要ではありますが，長時間ただ聞き続けているだけでは問題の解決は難しくなってしまいます。

　面接のスキルを身に付けるには，本来は，ロールプレイ*1や実地のトレーニングの積み重ねが必要です。紙上でのトレーニングには限界がありますが，いくつかの重要なポイントについて示したいと思います。

💬 ディスカッション

助川さん（助産師）それはぜひ勉強したいです。産後のうつ病かなという方に

受診をお勧めしたいと思うことはよくあるのですが，ご本人がそう認識していないと，どう話をすればよいか迷う場面もあります。

木部さん（部活スポーツ指導者）：部活の場面では，私たちはいつも「上から目線」になってしまうから，生徒は本音を言いにくいだろうなと思います。どう話をしたらよいかはぜひ知りたいです。

講師：では，まず，面接の基本から考えていきましょう。

 ## 解説1：面接の基本

よい面接や面談を行うには，表31に挙げたようなポイントがある。面談の時，「どんな言葉をかければよいでしょう？」という質問をよく受けるが，言葉のやりとりの前に，面談の目的とセッティングを考えておくことが重要である。

1．面接の目的

まず，時間をとって話をすることの目的や意味がはっきりしているだろうか。例えば，神経性やせ症が疑われる生徒さんやうつ病が疑われる社員さんと面接するような場合，様子を聞いて，何かあったら相談してもらえるような関係を作っておこうという目的なのか，すぐにでも受診を勧めたいのかなどについて，面接を行う側はイメージをもっておくことが必要である。

もちろん，様子を聞くつもりで話を始めても，話しているうちに，これは受診を勧めなければという状況になることは当然ある。その場合は，そのように気付いた時点で，受診を勧める目的に切り替えて面接を行う必要がある。受診を勧めるつもりなのに，「最近どう？」のような声かけだけでは，面接を受ける方が何のための面接かわからないままに終了してしまうことになる。

2．面接の「セッティング」

面接を行う時，どのような場所で，何分くらい面談するのか，話したことは誰に伝えるのかといった「セッティング」は非常に重要である。精神療法の領域では，面接の「構造」とも言われる。このようなことは，面接の内容に影響するものである。

場所としては，話の内容が他の人に聞こえてしまうような場では話せる内

表31　面接の要素

```
1. 面接の目的
  ・面接者は面接の目的をはっきり意識しているか。
  ・目的が面接を受ける側にも共有されているか。
2. 面接のセッティング
  ・面接の場所や時間は面接目的に合っているか。
  ・情報共有のあり方は明確になっているか。
3. 面接のやりとり
  ・面接目的に合ったやりとりができているか。
```

容が限られるだろう。しかし，完全な密室で，本人が話題にしたくない話をしなければいけないような場合は，本人が恐怖感や圧迫感をもつ場合もある。夜遅い時間など，周囲に人がいない場で話をすると，面接者にその意図はなくても，ハラスメントだと受け取られることもある。あってはならないことだが，実際にハラスメントが起きたという報告もある。このような問題を生じることなく，落ち着いて面談するためには，他に人の気配はあって，そこで話をしている人たちがいるということはわかる場所で行うのが望ましい。そして，面接の目的や，面接終了までの大体の時間を最初に本人に伝えてから話すと話に集中できるだろう。

　面接時間は，あまり長いと本人も面接者も疲労するので，おおむね1時間以内とし，話が終わらなければ，次の面接時間を設定するという方がよい。何回か面接する必要が出てきた場合は，次の面接の日程をあらかじめ決めておくと，それまでの時間を比較的落ち着いて待つことができる。

　面接は，直接本人に会って話をするのが基本である。例えば，学校で，部活の顧問が生徒のことを心配しているような場合，「○○さんに，何か悩んでいないか，聞いておいて」「受診するように言っておいて」というような伝言を本人以外の生徒，例えばキャプテンなどに伝えていることがあるが，これでは間に立った生徒に負担がかかる。周囲の人から情報を得るプロセスが必要な場合もあるが，受診の勧めは直接本人と話すようにする。

3．面接のやりとり：話し方，質問の仕方

　面接の時は，威圧的な態度ではなく，相手の話を聞く姿勢で臨む必要があるのは言うまでもない。そして，言葉のやりとりがわかりやすく率直である

ことも重要である。例えば，ある中学校の運動系の部活で，体重が急に低下し，神経性やせ症が伺われる生徒に顧問が話をするような場面を考えてみよう。この場合に，「身体の具合が良くないって感じることがなくもないかな？」というような質問をすることはどうだろうか。雰囲気を和らげるために，このような婉曲表現が使われることは多い。しかし，このような2回も3回も否定を重ねるような文章は，答えにくい。

　質問には，「はい・いいえ」で答えるような yes-no question と，自由な回答を促す open-ended question がある。神経性やせ症が疑われる人に話をする場面を例に挙げると，「カロリー制限はしていますか？」「太るのは気になりますか？」などは yes-no question である。次に挙げる open-ended question に対比して，closed（閉じられた）質問と言われる場合もある。このような質問は，簡潔に「はい」「いいえ」で答えられるので，話したくない人から最低限の情報を聞き出すのにはいいが，事実と違う答えをするのも容易である。自分について人にはとやかく言われたくないという人は，「カロリー制限をしていますか」と聞かれても「いいえ」と答えるだろう。また，あまり畳みかけるようにこのような質問だけを続けていると，尋問のようになりがちである。

　「身体の調子はどう？」などは，open-ended question の例である。英語で言えば，What, How などで始まる5W1Hの質問のイメージである。本人が話し始めれば，多くの情報が得られる。ただし，話が苦手な人は答えにくく，話にまとまりがない人の場合，収拾がつかなくなることもある。これらの特徴を知った上で，yes-no question と open-ended question を組み合わせて面接をしていくのがよいだろう。

　ただし，5W1Hの中で，Why（なぜ）はとても答えにくいことが多い。例えば，ある神経性やせ症の患者さんは，「なぜ食べないの？」とかかりつけ医に聞かれて答えられなかったという。甲状腺機能低下症の患者さんに「なぜ甲状腺ホルモンを出さないの？」と聞く医療者はいないと思うが，精神科の症状は，本人が自分の意志で出しているようにも見えるので，「なぜ？」と聞きたくなる場合が多いだろう。アスリートが，試合直前の短期間，出場条件をクリアするために食べないのは意志によるが，長く BMI 14 のや

せ症患者が「食べない」のは症状であり、「なぜ」という質問に合理的な回答を得るのは難しいだろう。「太りたくないから」「身体によい物だけ食べたいから」と答えたとしても、面接者がその回答に納得しなければ、また「なぜ？」と畳みかけることになってしまう。「そんな考えはおかしいのがわからないのか？」と否定したくなるのも、よくあるパターンである。強迫症患者に、なぜ100回も手を洗うのかと聞くのも同様であろう。一度聞いてみてもいいが、「なぜ？」とまた言いたくなる袋小路に入ったら、方向転換をする必要がある。もし「神経性やせ症だとこういう症状がある」という認識があれば、「なぜ？」と問い詰めないで本人の声を聴く形の対話ができるだろう。知識をもつことで、さらによい対話ができると言える。

また、「身体に何か病気があるのではないかと私は心配だ。一度病院で診てもらうといいのではと思っている」「身体を治して力を発揮してほしいと思っている」「私があなたの立場だったら、安心のために一回は採血を受けると思う」というような、自身の考えを率直に伝えることも信頼関係を築くのに役に立つ。「私はこう思う」「私だったらこうする」というような言い方は、「アイ（Ｉ）メッセージ」と言われる。私（Ｉ）の意見という意味である。「あなたはおかしい」という言い方のように相手を非難するものではなく、言われた方も、面接者が「私はこう思う」ことを否定することはできない。お互いに相手の言葉を聞く姿勢ができる。

本人が具合の悪さを認めない場合は多いが、こちらの心配を率直に真摯に伝え、「去年の今頃と比べて、あなた自身は何か変化を自覚していないだろうか？」と本人の声を聴く態度を示せば、「実は、手足が冷たかったり、ふらつきを感じることもあるけど、それは自分が克服するべき問題だと思っている」というような話が出てくることも多い。「この身長でこの体重なのはおかしい」というような、異常さを強調する話では、本人の声は引き出しにくい。

どのような声かけがよいかは状況にもよる。例えば、学校の中で、部活の顧問だけでなく養護教諭や担任が協力して本人を受診させる努力をしている場合は、部活の顧問の役割は、専門性を生かして、運動能力の話をすることである場合もある。どのような役割であれ、真摯な態度で話すことが重要で

ある。また，「受診すると休部しなくてはいけないのではないか」「レギュラーから外されるのではないか」といった心配から，具合の悪さを否定する場合も多いので，受診後のことは受診してからまた相談することを伝えるとよい。もし実際に「病院に行っている人は試合に出さない」という慣例があるために受診しにくくなっている場合は，まずこの環境を整える必要がある。本人の受診の勧めにはこのような環境整備も欠かせない。

このような注意は，会社員が上司や会社の産業保健師，カウンセラーなどと話す場合にも当てはまる。身体の病気の場合，医師のアドバイスを受けながら働くのが望ましい勤務態度であるのと同様，精神科疾患でも，受診して専門家の意見を聞くことを歓迎する環境であれば，受診の勧めをよりスムーズに行うことができる。

4．個人情報の保護・情報の共有に気を付ける／チームとして働く

面談の結果を誰と共有するかによって，本人が話す内容が変わることも多い。面談のセッティングとして非常に重要な要素である。成人の場合は，必ずしも家族との情報共有は必要ない場合もあるが，未成年の場合は，ある程度共有した方が治療が進む場合が多い。

部活や学校，職場など限られた場で本人に関わっていると，その場の問題，つまり部活や職場の人間関係が原因で，メンタルな問題が生じているように見えることもある。そのような場合，「○○さんにこんな問題が生じている。これはこのクラス（部）の問題だから皆で考えよう」と，友達，同僚と共有する場面もあるだろう。もちろん，そのような対処が必要なケースもあるが，なかには，本人の家庭での問題や生育歴，また入学前，入職前の事情などが精神的不調の大きな背景となっている場合もある。広く皆に話すのには，本人や家族の許可が必要である。

一方，部活のような例では，部活顧問，担任，養護教諭，スクールカウンセラーなどが，必要最小限の情報は共有した方が効果的な援助を行える場合も多い。関わる職種と役割分担を決め，その中でどのように情報共有するかを本人と家族に説明して了解を得るのが理想的である。関わる人たちの中で，対応に矛盾があっては，効果的な援助が行いにくい。もし本人が治療のために学校や職場を休むような場合，何も言わないでいると，周囲にさまざまな

憶測を生むことがある。本人から何かシンプルでわかりやすい説明があると，周囲は納得しやすい。何をどのように伝えるかを本人と話し合うのも，本人にとって自分を見つめる機会となる。

　パーソナリティ障害の回でも説明したように，本人の言うことが，相手によって違うことがあり，それによって周囲の対応がばらばらになることもある。また，複数の人が関わっている時に，1人が「この人のことを理解できるのは自分だけ」というような気持ちをもっている場合も，援助がうまくいかない。対人援助職として接している場合は，全体の方針の中で情報を共有しながら援助することが重要である。近年，チーム医療，チームアプローチという言葉が強調されるようになっている。1つの職種だけではうまくいかないことが，さまざまな職種が集まって協力することで前に進むことも多い。その人に関わるチームは誰か，それぞれの役割は何か，ということを意識しながら進めていくとよい。誰が自分に関わる人か，ということが本人にも伝えられていることも重要である。

　近年は，メールやSNSなどもあり，個人の生活に関わる情報を即座に共有しやすい。SNSの使用法などは各現場のルールに従うが，過去よりも「死にたいから今来てほしい」等の要求が出てきやすいことには注意が必要である。個人的な連絡先は教えられないこと，「今すぐ面接してほしい」というような要求に応じるのは現実的には難しく，治療的でもないので，予約の時間に落ち着いて面接することを最優先としたいことなどのルールを，最初に説明しておく必要があるだろう。

💬 ディスカッション

中原さん（中学校教諭）：心配な生徒がいても，「困っていることないかな」と廊下での立ち話で終わってしまうことはよくあります。周囲に他の生徒もいるので，「別に」で終わりになってしまいます。

木部さん（部活スポーツ指導者）：質問の仕方までは，あまり考えたことがなかったですね。この例と同じような経験をしたことがありますが，「このままではまずいと思わないわけじゃないよな？」みたいなわかりにくい yes-no question が多かったなと反省しています。「このままじゃまずいと思っているよな？」と聞かれたら，「はい」としか答えられず，「はい」が本音でない場合もあるということですよね。

　講師：その通りです。医師やカウンセラーでない場合，「そのことについて，あなたはどう思いますか」的な open-ended question を多用はしにくいと思いますし，役割上いつも厳しい雰囲気の部活の先生が急にカウンセラー的な雰囲気になるのも，先生にも生徒にも違和感を生じるかもしれません。違和感のない範囲でよいので，どのようなセッティングで話をするか，どのように質問するかが，答えには影響するということを知っておいていただければと思います。

　児島さん（保育士）：悩みを抱えている感じのお母様方に面談することはよくあるのですが，雰囲気を和らげるため，「私も2人目の子育て中，少しうつになってこんなふうに大変だった」とか，自分の体験を話すことがあります。最初から話そうと思って話すこともあるけれど，相手から何も反応がない時にいたたまれなくなって話してしまう場合もあります。つらい思いをしている人に「わかるわかる」と言ってあげたくて話しているのかもしれません。

　率直に話すというのには，こんなことも含まれますか。

　小川さん（小学校教諭）：自分のプライバシーを話すのはちょっと違うような気がします。

　講師：そうですね。精神科医や臨床心理士の場合，その疾患の「当事者カウンセラー」と標榜している場合を除き，自分に関する個人情報は話さないと思います。

　保育士さんの場合などは少し立場が違いますし，ある短期間を見れば，個人情報を出すことで相談者との関係性ができるように見える場合もあるかもしれません。でも，専門家はこれ以外の方法で信頼関係を築くのが基本です。1人の人が「自分も当事者」と話せる問題は限られています。統合失調症も PTSD も摂食障害もうつ病も，個人的に体験した精神科医や臨床心理士はあまりいませんし，個人的な体験は，専門職の資質とはまた別の話になります。

　皆さんが個人的に精神疾患を身近に体験されていて，話せる範囲で話したにしても，「これは私個人の1例だけの経験なので，あなたの問題については，どのように解決するのがよいか，専門家の意見を聞きましょう」と促すのがよいと思

います。

解説2：面接の基本（続き）

5．何らかの「ガイドライン」を参照して勧める

面接者個人の意見だけでは本人が受診を納得しないような場合，何らかのガイドラインを参照して勧めるという方法もある。摂食障害の領域では「学校と医療の連携」マニュアルがあり，BMIがこれくらいでこういう状態の時は，医療機関受診を勧めるといった条件が示されている。医療機関の受診を勧める以外に，家族に連絡するレベル，学内で情報共有するレベルなどもある。養護教諭やスクールカウセラー，担任はこれらガイドラインを参照しながら，受診を勧めるべき重症度であることを本人や家族に説明できる。

今現在，すべての疾患についてこれらのガイドラインがあるわけではないが，厚労省のホームページや，各学会のホームページには，さまざまな疾患の解説がある。これらを参照し，本人には，「あなたの状態はこのような病状に近く，早く治療すれば治りやすいと書かれている」「私のこの見立ては違っているかもしれないので，専門家に診てもらってはどうか」というように説明するのはよい方法である。

 ディスカッション

保田さん（養護教諭）：ガイドラインがあると，いいですね。私が個人的に無理やり病院に行かせようとしているんじゃなくて，どんな養護教諭が見ても受診を勧める事態だということが，ご本人や他の教員にもわかっていただきやすいですし。学校の養護教諭は基本1人だから，私個人の意見だと思われがちなので。

中原さん（中学校教諭）：保健室は職員室とは離れているから，養護教諭の先生のところに来て「担任の先生には言わないで」みたいに言う生徒もいるんじゃないですか。

保田さん：それはよくあります。本人の話を聞いて，他の教員に共有すべきことかどうか，共有すべきなのに本人が嫌がるのはどうしてか，などはいつも考え

ています。このあたりも学校の中のルールがあると対応しやすいです。摂食障害の「学校と医療の連携マニュアル」は共有するレベルが書いてあるので助かります。共有とはいっても生徒の家族背景まで学校全体で共有することはあまりありません。学校での対応に必要なことを必要なメンバーで共有するという感じです。

　西湖さん（臨床心理士）：スクールカウンセラーも同じように考えています。

　講師：ではここで，実際の「面接」の例を見て，その目的，セッティング，質問の仕方，情報共有などがどのように行われているか，改善すべきところがあるか考えてみましょう。

⟨☺⟩ ?考えてみよう──気になる生徒に声をかける

　ある高校で，陸上部に神経性やせ症が疑われる生徒がいるという設定で，体重減少を気にした陸上部の顧問が本人に声をかける場面を考えてみる。面接Ａは，「面接」の形にはなっていない「声かけ」のレベルだが，心配な生徒に対応する第一段階としてはよくみられる場面だろう。ここでは，情報収集と，本人が受診するつもりかどうかを確認するのが目的で，顧問はこれを聞いて養護教諭に相談に行こうとしているという設定である。面接Ｂは，本人を呼んで，プライバシーが比較的保たれる場所で話をしたという設定である。目的は，Ａと同じく，情報収集と本人の受診意欲の確認である。

面接Ａ：廊下で通りすがり。周囲には頻繁に生徒の行き来がある。
顧問「最近，どう調子は？」
生徒「え？　別に普通」
顧問「気温の変化が激しいから僕も身体がついていかないんだけどさ，こんな天気だから体調が良くない日もなくもないって感じ？」
生徒「……普通だと思います」
顧問「なんかやせたよね。自分ではやせすぎと思わない？」
生徒「……そんなことないです」
顧問「○○さんが，あなたはすごく頑張ってるけど頑張りすぎじゃないのって言ってたぞ」

生徒「……そんなこと言ってるんですか……。どうしてだろう……」
顧問「まあいいから，何かあったらいつでも言って」

💬 ディスカッション

　講師：さて，「面接」とも言えないかもしれませんが，この対話について，皆さんはどう思いますか。廊下でのやりとりなので，表1の面接の要素のうち，②のセッティングについてまず考えてみましょうか。

　中原さん（中学校教諭）：友達もこちらを見ているような状況では，「別に普通」としか答えにくいですね。

　講師：違う場所だったら違う答えになっていたかもしれませんね。とすると，この面接の目的は何か，セッティングがその目的に合っているかを振り返ってみる必要があります。情報収集が必要なのに，「別に普通」という回答しか返ってきにくいセッティングはよくないということになります。では2人のやりとりについてはどうでしょうか。

　菊地さん（地域看護師）：「自分でやせすぎと思わないのか」という質問は，答えにくいでしょう。やせすぎと思わないのは変だと言われているような気分になるのでは。

　講師：そうですね。「はい」とも「いいえ」とも答えにくいですね。どちらに答えても，何かお説教されるんだろうと想定できてしまう感じですね。生徒さんの本音は，「ここまでやせるつもりはなくて，ちょっと怖いけど，どうしていいかわからない。太りたくはない。でも，やせすぎていると思うと言うと，病院行けとか入院しろとか言われるだろう……」といった複雑なものなのだと思います。

　西湖さん（臨床心理士）：「○○さんがこう言っていた」なんて言われるのは，こんな思春期の子には絶対受け入れられないことでしょう。生徒の方は，なぜ顧問は今ここで自分にこんなことを言うんだろうと不信感をもってしまうし，友達に対しても疑心暗鬼になると思います。

　講師：そうですね。人が心配している話より，まず顧問本人の心配が伝えられるべきでしたね。「やせたよね」とは言っていますが，顧問自身の心配がきちんと伝わったかはよくわかりません。他の人の心配を伝えることがプラスに働く場

合もありますが，顧問の意図がしっかり伝わらないと逆効果です。

　西湖さん：先ほど話が出たように，自分の話をするのはどうかなという感じです。個人情報とも言えないけど……。自分も体調が悪いという話は，場を和ませようと思って出したのだと思いますが。

　講師：これも，この声かけの意味が何かがしっかり伝わっていないので，あまりよい効果を生んでいませんね。真摯な心配が伝わっていれば，「こんな天候では私も体調が悪い」「体調が悪い人がいても不思議ではない」という話がよい効果を生む場合もあるでしょう。

　では，次の面接を見てみましょう。生徒の状況は同じですが，面接の場を設けた場合の例です。

☺️ 考えてみよう──気になる生徒に声をかける（続き）

面接B：顧問が，「部活の前に少し話をしたい」と声をかけ，職員室の隣の資料室に来てもらったというセッティング。面接中に事務員が1回その部屋に書類を取りに来たが，それ以外は2人で面談。

顧問「最近身体の調子はどうかな」

生徒「……」

顧問「顔色が悪いし，急にやせたように見えるから私は心配なんだけど」

生徒「……顔色悪いですか？」

顧問「あまり良くないね」

生徒「……自分では元気だと思うんですけど」

顧問「そうかな。顔色が悪いし，練習中，すぐ息が上がる感じじゃないか？　最近健診があったでしょ？　結果はどうだった？」

生徒「……保健室に呼び出されて……。……体重が去年より減ってるって」

顧問「そうか，そうだろうと思った。去年に比べて自分では体調悪いところはないの？」

生徒「……ふらつくことがたまにあるんですけど，これは自分のトレーニングが足りないからで。朝練増やしてます」

顧問「体重減ってる状態で朝練増やすのはまずい気がする。一度病院で相談

した方がいいと思うな」

生徒「でも病院行く時間ないから。大会近いから，部活休みたくないし」

顧問「一回診察受けて，どこか悪いところはないか，どういう練習ならでき
　　そうか決めるのが最優先だな。どの病院に行くか，保健室の先生と相談す
　　るといいんじゃないかな」

生徒「…実はもう教えてもらったんですが，部活休むのはダメだと思って
　　行っていないんです」

顧問「ダメなんて言わないよ。むしろ早く行ってほしい。おうちの人は何と
　　言ってる？」

生徒「どこか悪いんじゃないかって。でも，身体が悪いなら部活はやめろと
　　いうからあまり話しません。もともと部活はやめて勉強しろという考えな
　　ので」

顧問「いきなりやめるって話になるかな。その辺は私も一緒に相談できるよ。
　　身体が悪くちゃ勉強だってできないよね。今身体がどういう状態かを調べ
　　てもらってから考えることにしよう。じゃあ受診することにはおうちの方
　　も賛成だね」

生徒「はい」

顧問「結果は保健室に報告するんだよね」

生徒「はい」

顧問「練習の仕方とか，相談が必要になるかもしれないね。病院に行ったら，
　　保健室の先生も一緒にまた考えよう」

 ディスカッション

　講師：面接ＡとＢにはいくつかの違いがありますね。面接目的は同じなのです
が，まず，面接のセッティングについては，どうでしょうか。

　小川さん（小学校教諭）：Ｂの方は，話をするという目的がはっきりしていて，
そのための面接の場が用意されているので，生徒さんも覚悟して面接に来ると思
います。

　保田さん（養護教諭）：養護教諭から受診を勧められていることを本人が話す

ような展開になったということは，生徒さんも安心して話せた面談なんだと思います。部活と保健室との連携は日常的に行われているのかもしれないと思いました。

　講師：そうですね。保健室の話が出るのが唐突で異様な感じはしていないことが読み取れますね。顧問のこのような面談が，他の生徒とも時々行われているのかもしれません。対話というのは，このような「環境」というか習慣といいますか，面接外の状況の影響も受けます。

　いずれにせよBの面接は，顧問の先生が本人と話をしたい，本人の意見を聞きたいという目的が明確です。顧問が心配していることがアイメッセージとして伝わっています。また，open-ended question と yes-no question の組み合わせで今の状況を明らかにすることもできています。

　また，問題を解決するのにはまだいくつもの面談が必要ですが，家族の意向等も話題にできる面談になっているので，第一段階としてはよい展開ですね。

　木部さん（部活スポーツ指導者）：同じような心配をして生徒へ声をかけたことがありますが，ざわざわした雰囲気で話をしたせいか，「皆ダイエットしてるし」で終わってしまいました。「他の人もダイエットはしてるかもしれないけど，あなたの顔色の悪さはそれだけじゃない感じがするから心配だ」ということをきちんと伝えられるとよかったと思います。

　中原さん（中学校教諭）：顧問とか，養護教諭とか，それぞれの立場では，「どう声をかけようか」と悩んでしまいますが，きっとこの生徒さんのように，家族とか，養護教諭とか，複数の人が心配の声を挙げている場合もありますよね。いろいろな人から何回も指摘されれば，やっぱり何かまずいことが起きているのかなと思うかもしれません。

　小川さん（小学校教諭）：Bの方は，先生の方もよく話していますね。面接では傾聴しなくてはダメなんだというふうに思い込んでいたけど，自分の心配を真摯に伝えるのはありならば，もう少し積極的に面接に取り組めそうです。

　講師：話も聴かずにあれこれ指図するより，まずは聴くことが大事なのは言うまでもありませんが，面接は，本人の話を聴き取って本人の置かれている状況を理解するためのものです。Bの面接のように，面接する側が自分の考えをアイメッセージで真摯に伝えたことで，本人の本音が返ってくることもあるのです。

本人の話の中で「ここはわからないな」と思ったところは，質問するのも OK です。質問もアイメッセージを活用して，「今のところが私にはちょっとわからなかったんだけど」と聞けば，尋問のようにはなりません。

西湖さん（臨床心理士）：この先生は，自分の心配を伝える時，ただ心配だというのでなくて，「練習の時に息が上がっている」という，この先生の立場ならではの観察を伝えているのがよいと思います。

以前同じような事例に対して，学校の養護教諭が「このままでは将来子どもが産めなくなるのではないかと心配だ」と言いましたが，全然本人の心に響いていないようでした。保健の立場からのアイメッセージのようでしたが，その生徒は，お母さんが「心配心配」といつも言っているので，同じようなこととみなされてしまったようです。子どもを産むかどうかはだいぶ先の話ですし，ピンとこなかったと思います。

講師：相手が本当に自分の今の状態をよく見て「心配」と言っているのか，思春期では特に敏感だと思います。「遠い将来子どもが産めなくなる」以外に，今現在見えていることについての懸念も伝えられるとよかったですね。

ご家族が心配と言いすぎて状況が悪くなることはよくありますので，そこにはカウンセリングなどが必要になります。学校でも，誰か 1 人が「心配」と言っているだけではうまくいきません。いろいろな立場の人が，それぞれの観察からの懸念をタイムリーに本人に伝えられると，本人も少し心が動くと思います。

保田さん（養護教諭）：養護教諭は女性が多いので，最初は母親と同じイメージでみられてしまうことはよくあります。しっかりした面談が一度でもできると，また来てくれますが。

福山さん（精神保健福祉士）：私は学校現場のことはよくわかりませんが，少し話に出たように，部活の顧問の先生が，何か心配な時は早目に生徒と個別面談をするカルチャーがあるか，保健室と部活顧問が連携するカルチャーがあるか，というところが大事なように思いました。

Aは，おそらくそういう慣習がない学校だと思うので，もしこういうところで健診の話などが出ると，生徒には「友達が心配してたぞ」レベルで，「何で先生が保健室の先生と話するんですか」と反発されそうです。先生 1 人ひとりがどういうやりとりをするかだけの話ではないように思います。

表32　ロールプレイの題材の例

例1 面接者：地域の乳児健診を担当する保健師 面接を受ける人：産後メンタル質問紙で高得点となり，うつ病が疑われる女性 面接目的：状況を知り，精神科受診を勧める 例2 面接者：中学校教諭（担任） 面接を受ける人：成績が急に落ちた男子生徒 面接目的：本人の考えを知り，家族との面談を設定する

　講師：その通りですね。これは面接の目的と関連しますが，病院の受診を促すというような，本来の部活動の範囲を超えたことについては，関連する人が連携する学内のシステムを作っておくことが重要です。そのための情報共有のあり方をよく話し合い，それが生徒も理解していると面接のセッティングが整います。

　仁田さん（医学生）：本人が精神科受診を希望していない場合，医者であっても，精神科以外の科から精神科を紹介するのは，簡単ではない気がしますが，診察室という場があるのは，面接をするのには恵まれているのだと思いました。質問の仕方，対話の仕方を工夫して，必要な患者さんにはしっかり面接できるようになりたいと思います。

　講師：表32に，ロールプレイ練習の題材（案）を挙げてみます。ロールプレイは，面接を受ける人がどのような背景をもっているかわからなければ話が進みにくいと思います。例えば，例1では，面接を受けるうつ病の人にはどのような生活背景があるのか，何に困っているのか等について，面接者から質問された時に答えられるように準備してからロールプレイに臨みましょう。

　例1の場合は，自分が考えたシナリオのストレスで，うつ病になるだろうか，聞かれたら最初はどこまで話そうか等考えるのも面接の練習になります。シナリオを考える練習すると，次に面接者になった時，この部分の情報はまだ話してくれてないのではないか等について気付きやすくなると思います。面接をする立場，受ける立場，両方をやってみて下さい。

文　献

1）摂食障害全国基幹センター：摂食障害に関する学校と医療のより良い連携のための対応指針（小学校版，中学校版，高校版）摂食障害情報ポータルサイト http://www.edportal.jp/sp/material_01.html（2020年10月2日最終閲覧）

さらに学びたい人のために

笠原嘉（2007）精神科における予診・初診・初期治療．星和書店．

土居健郎（1992）新訂版 方法としての面接―臨床家のために．医学書院．

【注】

＊1　医師，カウンセラー，教員，保育士など，いつも質問する側の立場で面接していると，面接を受ける側がどのような気持ちでいるか，どのような質問なら答えやすいかということがわからなくなりがちである。ロールプレイというのは，その役割になって面談をする練習のことである。いつもとは違う患者（生徒）役を体験することもできるし，自分がカウンセラー役（教員役）であっても，その時の患者役側のコメントをもらうことで，自分の面談のどの点が患者（生徒）側には答えにくいかなどがわかる。

　2人だけで行うのではなく，ロールプレイを見る立場の人もいて，コメントをもらう方がよい。学校ならばスクールカウンセラーなど，心理職の人からコメントをもらうのが望ましい。見る立場が複数名いればさらに理解が深まる。カウンセラー役，生徒役，観察役は交替して皆が体験するとよい。

最 終 回

精神疾患が町にあること

　講師：さて，これまでさまざまな精神疾患について勉強してきました。病気の名前は聞いたことがあっても，学んでみると，症状や治療法について，イメージが違ったものがあるかもしれません。身体の病気と似ている面もあり，違っている面もあったと思います。最後にまとめをしたいと思いますが，精神疾患全般について，何か感想はありますか。

　西湖さん（臨床心理士）：身近に精神疾患を体験したら，どうしても，「原因は何だろう」と考えてしまうと思います。もちろん，がんなど身体の病気でも「なぜなってしまったの？」と思うでしょうから，そういう意味では精神疾患も同じなのかもしれません。

　勉強して改めて感じたことは，ほとんどの精神疾患で，身体というか，脳の代謝の問題などが発症に関係していて，無視はできないということです。でも，脳の代謝とか脆弱性というのは，患者さんは自分では意識できませんよね。なので，どうしても，「育てられ方」とか，「家族関係」とか，自分が理解できる範囲で原因を考えてしまうと思いました。

　心理士との対話でも，自分で意識できることが中心になりがちです。第3回目の講義の高村光太郎さんは，原因を取り除くことが治療だと思って原因に思いを巡らしていたわけではないと思いますが，一般には，原因を取り除くことが治療だと思っている人は多いと思います。

　福山さん（精神保健福祉士）：脳については，「無理をすると調子が悪くなるブラックボックス的なもの」を抱えていると考えた方が，当事者も家族も気が楽になると思います。統合失調症の回でも，脳の機能に何かが起きる病気と考えた方が優しくなれるというご家族がいらっしゃったことをお話ししました。

　でも一方で，すべてがブラックボックスというわけではないので，「家族がこ

ういう対応をすると調子が悪くなる」とか，「こういうストレスには特に弱い」とか，当事者や周囲の人が「追える」因果関係も意味はあるのではと思います。

　すべて脳の脆弱性が原因と考えると，薬を飲んで静かにしているしかない感じになるので，それは違う気がします。このあたり，バランスが難しいですね。

　講師：その通りですね。「○○病はこういう症状」という一般論だけでなくて，その個人個人の症状をよく知り，症状を悪くしたり良くしたりする目に見える因子には対応できるといいと思います。

　加護さん（病院看護師）：原因論だけでなくて，その人の今の状態についても，病気の部分をもった人なのだと考え，病気を外在化するというのは面白い考え方だと思いました。病気を外在化すれば，その人本人は，病気そのものではなく病気に苦しむ人だと理解しやすいです。そうすれば，本人はつらいんだろうなと共感できます。

　講師：そうですね。外在化に関連して，ニックネームを付ける話をしました。診断名というのも病気の部分に対する名前ですね。診断を付けるのはかわいそうだ，それなのに精神科医はすぐ診断をつけたがる，というようなご意見はよく聞きます。

　でも，これは，その人全部を病気の人と呼ぶことの問題でもありますね。英語で言うと，"He is schizophrenic"（彼は統合失調症だ）とか "She is anorexic"（彼女は拒食症だ）というような表現です。そうでなくて，病気の部分があって，それに診断名を付けることで，対応しやすくなる部分もあるということなのです。英語では "He has schizophrenia"（彼は統合失調症をもっている），"She has anorexia"（彼女は拒食症をもっている）ということになります。身体の病気についても英語，日本語ともに，"He is diabetic"（彼は糖尿病だ）のような表現をしますが，身体の病気の時は，人格全体が糖尿病人格になったとは考えません。精神科の場合，人格全体が病気のようなイメージをもたれやすいのが問題なのだと思います。

　本来の本人と，病気の部分との関係は疾患によって異なり，病気の部分が非常に大きいこともあります。また，時期によっても非常に違います。名前さえ付ければよいというわけではなく，個人差にも注意しなくてはいけませんが，人格全体が病気ではないだろうという視点は大事だと思います。

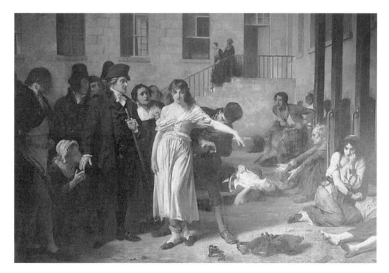

図11　鎖からの解放

　次に，この絵（図11）を見てみましょう。これは，1795年に，フランスのフル
リ（Robert Fleury）という画家が描いた絵です。この時代，精神障害者は鎖に
つながれていました。ピネルという精神科医は，このような時代に，この絵が示
すように，精神障害者を鎖から解放したことで知られています。真ん中に書かれ
ている女性が精神障害をもった方です。
　仁田さん（医学生）：女性の右に，鎖を手に取って外そうといる男性がいます
が，左の方には，指示しているというかそれを見守っている男性がいます。ピネ
ルさんはどちらですか？
　講師：ピネルは指示している方の人です。ピネルは優れた看護人と仕事をして
おり，その人の示唆で鎖を外してみたとも言われています。女性の右側に描かれ
ているのがその方ではないかと思います。ピネルの名前の方が知られていますが，
理念を作る人だけでなく，手を動かす人が大きな役割を果たしたのだと言えます。
　米田さん（管理栄養士）：鎖から解放されたのはよかったのですが，この女性
は少し怯えているようにも見えます。解放された後，帰る家はあったのか気にな
ります。
　講師：そこが大事なところですね。精神障害者が鎖から解放されるべきなのは

間違いありませんが，解放するという理念に加えて，その後の生活をどのように支えるべきかが大事だと思います。

　家族のもとに帰るのだったら，統合失調症の章で述べたように，家族が批判しすぎたり，症状に巻き込まれすぎたりしないよう，家族にも支援や心理教育が必要です。あるいは，グループホームなど生活の場を提供したり福祉的援助をすることも必要になるかもしれません。

　助川さん（助産師）：手を動かしながら理念を作ることもできますよね。

　講師：もちろんそうですね。今は，この時代より関連職種も増え，各職種の専門性も高くなっていますから，それぞれの現場でさまざまな治療のアイディアが生まれていると思います。今回の勉強会のように，さまざまな職種がアイディアを持ち寄れるといいですね。

　菊地さん（地域保健師）：先ほど，怯えているようだという意見も出ましたが，この絵の女性が，この後，どうやって生きていっただろうかということは，かなり気になります。たとえ今の時代だとしても，町の普通の生活から離れていた人が町へ戻っていく時に，周囲の人に受け入れられないということがありますよね。

　講師：今おっしゃったことは，「スティグマ」という言葉で知られています。スティグマとは，「烙印」という意味で，病気に対する偏見や悪いイメージのことです。

　精神医学では，スティグマに関する研究も行われていて，架空事例を示して，「この人があなたの隣に引っ越してきたらどう感じると思いますか」「同僚として一緒に働けると思いますか」というような質問をして，人々がどのようなイメージをもっているかを調べた研究などもあります。

　偏見は，「その人がどんな行動をとるか予測がつかない」「自分も同じ状態になってしまったらどうしよう」といった不安に連動します。一般の方々が精神疾患に対して過剰な不安をもたないことは大事なことで，それにはさまざまな現場にいらっしゃる対人援助職の方々に落ち着いて対応していただくことが欠かせません。

　スティグマに関連して，セルフスティグマという言葉もあります。つまり，社会が患者さんに対してもつ偏見ではなく，当事者自身が「アルコールを止められないのは自分の意志が弱いから」「過食は自分でコントロールすべきことで，医

療機関なんかで相談する問題じゃない」というように思うことです。セルフス
ティグマが強いと，相談や受診が遅れがちになります。例えば，摂食障害の方が
職場で「摂食の問題があるのですが，毎日同じ時間に昼食休憩を取らせていただ
くことはできますか」と，少し「カミングアウト」できれば症状が悪化しないの
ですが，「自分がおかしいだけだから」と黙っていると，昼食を落ち着いて取れ
ずに再発してしまったりします。

　当事者は，もちろん自分の症状はよくわかっていますが，精神疾患に対する知
識がもともと人より多いというわけではないので，社会のスティグマを取り込ん
でいるということがあるでしょう。

　中原さん（中学校教諭）：周囲の人が偏見をもつのも問題ですが，当事者のセ
ルフスティグマが，相談や治療への抵抗になるとしたら，大問題ですね。誰にで
もメンタルヘルスの問題は起き得るので，学んでおくことが必要ですね。

　講師：その通りですね。令和4年度には，高等学校学習指導要領が改訂され，
保健体育の科目の中に「精神疾患の予防と回復」が入ることになりました。学習
のためのアニメなどももう公開されています。このような学習で，スティグマも
セルフスティグマも和らいでいくよう願っています。皆さんの職場でも，メンタ
ルヘルスについての勉強をぜひ続けていただければと思います。

さらに学びたい人のために
〈専門書〉
Hochmann J 著／阿部惠一郎訳（2007）精神医学の歴史［新版］（文庫クセジュ912）.
　白水社.
Sartorius N 著／日本若手精神科医の会（JYPO）訳（2013）アンチスティグマの精神
　医学―メンタルヘルスへの挑戦. 金剛出版.　※精神疾患に特化して論じられては
　いないが，社会的に「烙印」を押された人々に対する議論の原点となった書籍で，
　原著は1960年代に出版された。
精神医学 2013年10月号 特集／アンチスティグマ活動の新しい転機. 医学書院,
　2013
〈一般向け書籍〉
Goffman E 著／石黒毅訳（2001）スティグマの社会学―烙印を押されたアイデンティ
　ティ. せりか書房.

おわりに——社会の中でメンタルヘルスを支える方々へ

　私は，長く精神科医として働いてきたが，摂食障害や地域における産後のメンタルヘルスを専門にしながら，保育・教育系や心理系の大学の教育に携わってきた関係で，精神科医以外の職種の方々との接点が多い。最近は，摂食障害の予防や早期発見について，スポーツ指導者の方々にお話する機会もあり，身体に関する新しい見方を学んでいる。

　仕事を初めた頃は，大学病院での摂食障害の治療の際，看護職や管理栄養士などからなる多職種チームの中で，精神医学の視点をどうお伝えするかに考えを巡らせる日々であった。その後，学校の養護教諭の方々との接点ができると，精神疾患の治療には，精神科医が常駐していない現場の対人援助職がいかに重要かということに気付かされることになった。地域における産後メンタルヘルスの仕事においても，家庭訪問をした助産師の方から，「産後の女性が不安そうだったから長時間話を聞いたのに，結局，精神科受診を勧めることができなかった」といったエピソードも聞いた。私自身，地域の保健センターで，産後の女性の面接を担当しているが，「精神科に行くのは絶対嫌です」と断言される方や，精神科への紹介状を書いてお渡ししたにもかかわらず，「夫に反対されたので行きません」と，後で保健師にご連絡をいただくことなどを経験した。病院の外にこのような課題があることは，病院での診療に集中していた頃には，あまり気付いていないことであった。

　その後，保育・教育系の大学院の授業の中で，保育士，幼稚園教諭などとして働く院生からも，メンタルに問題がありそうな保護者の対応法に戸惑うことが多いという話がしばしばあり，対人援助職向けの精神医学の教科書が必要だと痛感するようになった。そして，これら助産師，保育士など第一線の対人援助職の方々には，「傾聴しなくてはいけない」という思いが強いこともわかった。もちろん，自分の考えを押し付けず，相手の話に耳を傾ける姿勢が重要なのは言うまでもない。しかし，聞かなくてはならないという義務感で長時間話

を聞いても，結局，次の援助につながらなかったり，聞いた人が強い負担感や疲労を抱えてしまうとしたら大きな問題である。このため，この本では，疾患の説明とともに，面接の方法について，臨床心理学的要素も若干加えた章を設けることにした。面接の技術にはトレーニングが必要であり，本を読んだだけですぐ実践できるというものではないが，援助職として関わる時は，必ずしも物理的に長時間聞き続けることがベストではないということと，より良い方法があるかもしれないということの参考にしていだければ幸いである。

　本文でも述べたように，精神疾患に対する偏見は，「スティグマ」と呼ばれる。さまざまな場での精神医学の講義の中で，「これまでどのようなスティグマを見聞きしたか」について聞いてみると，若い学生の中には，何も思い当たらないという人も多いようである。「『うつなんかになる人は甘えだ，弱い人だ』という考えは，祖父母世代から聞く」という意見も多いことから考えると，若い世代のスティグマは昔より改善しているのかもしれない。健康な高齢者の中に「自分だって人生いろいろあったが，精神科だけには行ったことがない」という，自信に裏打ちされた病者へのスティグマが今でもあるとしたら，残念なことである。一方で，電車の中で，自閉症スペクトラムと思われる人が独り言を言うのを子どもがじっと見ていると，若い母親が「見ちゃダメ。何されるかわからないでしょ」と叱っているのを耳にしたといった声もよく聞く。このことから考えると，「人と違う人は怖い人」というイメージはまだ強いようにも思われる。子どもを守る立場の人が「怖いことは避ける」のは当然だろうが，本当は怖くないものを怖いと思って避けているとしたら，これも残念なことである。そして，保育士の方々がおっしゃる通り，保護者にもメンタルな問題が珍しくない現在，「○ちゃんのお母さんは怖い人」と保護者が子どもに伝えて，子どもに怖さが刷り込まれるのは避けなければならない。

　先日，ある精神科病院に行く用件があり，駅からタクシーに乗ったところ，運転手さんから「長くなりそうなの？　僕みたいな鈍感なやつは図太く生きてるけど，繊細な，いい人が病気になるんだよね。絶対治るんだから頑張ってね」と声をかけられた。何の話かと思ったら，私のことを入院患者の見舞の家族と思って声をかけてくれたのであった。優しさが身に染みたが，このような市民の方がいらっしゃるのならば，精神医学，精神医療は大丈夫という気持ち

にもなった。人に接する職種の方が，このように精神疾患に偏見なく接していただければ，私たちが診察室の中で行う狭義の「治療」も，当事者の方々の人生の中で良く生かされるのではないだろうか。このような思いで書き進めた本書だが，対人援助の専門知識をおもちの皆さんにも，場合によっては，この本の最初の方は少し抽象的で難しいと思われるかもしれない。その場合は，ご自分が接したことがある疾患の章から読んでみていただければ幸いである。また，本書の登場人物には，あえて，いまだ仕事には就いていない医学生も入れてある。身体の症状を訴える方の中にも精神疾患は多いので，何科の医師になってもぜひ精神面への配慮をお願いしたいという期待からである。

本書を準備中に，新型コロナウイルス感染が広がった。このために私たちは多くの行動制限を経験し，精神的不調を訴える人も増えた。「コロナうつ」等の新語もでき，また実際，海外ではCOVID-19から回復した人の中に精神的不調が見られるという報告もあるようである。精神面の不調も含めて，コロナ感染が落ち着くのを心から願っているが，精神的な健康とは何なのかについて，私たちが考えるきっかけになったという面はあるのかもしれない。

この本の執筆にあたっては，誠信書房編集部の小寺美都子さんに大変お世話になった。臨床心理学や精神医学の書籍をこれまでにも多数担当された方からアドバイスをいただいたことで，内容がとても充実し，コロナ禍でも執筆を続けられたことに深謝したい。

2020年10月

西園マーハ文

索　引

【著者紹介】

西園マーハ文（にしぞの まーは あや）

1985年九州大学医学部卒業。その後，慶應義塾大学精神神経科で研修，同大学大学院修了。

英国エジンバラ大学卒後研修コース，慶應義塾大学精神神経科助手，東京都精神医学総合研究所，白梅学園大学教授を経て，現在明治学院大学心理学部心理学科教授。

日本社会精神医学会理事，日本摂食障害学会理事。

主な著書

『生活しながら治す摂食障害』（著，女子栄養大学出版部，2004年），『摂食障害のセルフヘルプ援助―患者の力を生かすアプローチ』（著，医学書院，2010年），『産後メンタルヘルス援助の考え方と実践―地域で支える子育てのスタート』（著，岩崎学術出版社，2011年），『摂食障害治療最前線 NICE ガイドラインを実践に活かす』（著，中山書店，2013年），『過食症の症状コントロールワークブック』（著，星和書店，2017年），他多数。

たいじんえんじょしょく せいしんいがくこうざ
対人援助職のための精神医学講座
──グループディスカッションで学ぶ
                                         まな

2020年11月10日　第1刷発行

著　者	西園マーハ文
発行者	柴　田　敏　樹
印刷者	藤　森　英　夫

発行所　株式会社　誠信書房
〒112-0012　東京都文京区大塚 3-20-6
電話 03（3946）5666
http://www.seishinshobo.co.jp/

心理職のための
身につけておきたい
生物学の基礎知識

高瀬堅吉 著

保健医療現場で必須の生物学を、豊富な図版とコラムを用い、できる限り噛み砕いて解説したテキスト。公認心理師対策にも最適。

B5判並製　定価(本体2700円+税)

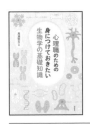

知っておきたい
精神医学の基礎知識
［第2版］
サイコロジストとメディカル
スタッフのために

上島国利・上別府圭子・平島奈津子 編

疾患の症状や治療法などの実践的な知識を収め、処方薬、関連法なども網羅。第2版では認知行動療法とチーム医療の記述を強化した。

A5判並製　定価(本体3900円+税)

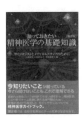